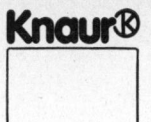

Knaur ®

Susanne Emmerich
Lappenbergsallee 1
20257 Hamburg
☎: 040 - 851 24 49

Herausgegeben von Gerhard Riemann

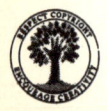

Vollständige Taschenbuchausgabe 1990
Droemersche Verlagsanstalt Th. Knaur Nachf., München
© 1987 Droemersche Verlagsanstalt Th. Knaur Nachf., München
Das Werk einschließlich aller seiner Teile ist urheberrechtlich geschützt.
Jede Verwertung außerhalb der engen Grenzen des Urheberrechts-
gesetzes ist ohne Zustimmung des Verlages unzulässig und strafbar.
Das gilt insbesondere für Vervielfältigungen, Übersetzungen,
Mikroverfilmungen und die Einspeicherung und Verarbeitung
in elektronischen Systemen.
Titel der Originalausgabe »The Reflexology Workout«
© 1986 Rita Aero and Stephanie Rick
Umschlaggestaltung H.-C. Waldvogel
Druck und Bindung Ebner Ulm
Printed in Germany   5   4
ISBN 3-426-07841-4

Stephanie Rick
REFLEXZONEN-
THERAPIE
Techniken für ganzheitliche Gesundheit

Aus dem Amerikanischen
von Clemens Wilhelm

Mit Illustrationen von Rita Aero

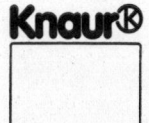

Inhalt

Vorwort

Mit Begeisterung nehme ich das Buch *Reflexzonentherapie* zur Hand, denn ich glaube, daß es neue Wege in der Reflexzonenarbeit weisen kann. In meiner ärztlichen Praxis habe ich die Ergebnisse verschiedener Körpertherapien studiert, u. a. der Reflexzonentherapie. Die Hände und Füße sind höchst empfindliche Bereiche; die Anwendung der Reflexzonentherapie an diesen Gliedmaßen kann unser Körperbewußtsein intensivieren, weil wir dadurch körperliche Zusammenhänge physisch erfahren. Die Reflexzonentherapie ist keine exakte Wissenschaft; sie kann jedoch Spannungen auflösen und Heilungsprozesse unterstützen, wenn auch noch nicht völlig geklärt ist, wie dies geschieht.

Dieses Buch enthält praktische und einfach anzuwendende Verfahren zur Reflexzonenarbeit, ohne dabei die traditionellen Heilverfahren überflüssig machen zu wollen – was man durchaus nicht von allen neuzeitlichen Gesundheitsbüchern sagen kann. Es vermittelt Grundkenntnisse der Anatomie und Physiologie und klärt uns darüber auf, wie gesunde Organe arbeiten. Wenn wir die günstigen Wirkungen jeder Maßnahme geistig mitvollziehen, verbessern wir unsere Erfolgsaussichten. Viele positive Anregungen verdanke ich den Teilen »Programme« und »Spezielle Behandlungen«; hier ist richtungweisend dargestellt, wie sich die körperliche Leistungsfähigkeit durch Reflexzonenmassage verbessern läßt.

Die Reflexzonenarbeit ist eine alte und nichtinvasive Therapie. Einer ihrer größten Vorzüge besteht darin, daß sie sich sehr gut zur Eigenbehandlung eignet, die jeder bei sich zu Hause durchführen kann. Wer Reflexzonenarbeit praktiziert, sei es an sich selbst oder an anderen, findet dadurch persönliche Befriedigung. Sie kann von Familienmitgliedern oder Freunden durchgeführt werden, und sie ist völlig gefahrlos.

Die Reflexzonentherapie hat bei Ärzten und anderen heilkundlichen Berufen breiten Eingang gefunden. Der bioenergetische Strom, d. h. die harmonische Abstimmung der Körperfunktionen und der Nervenenergie, ist eine Grundvoraussetzung für gute Gesundheit; die Reflexzonenarbeit erlaubt es uns, die inneren Beziehungen zwischen unserem Körper und unserem physischen und emotionellen Befinden zu erkunden. Ich bin zuversichtlich, daß die Anleitungen, die der Leser in diesem Buch findet, sich positiv auf seine Gesundheit und Lebensfreude auswirken werden.

Dr. med. Elson M. Haas
Direktor der Marin Clinic of Preventive
Medicine and Health Education
San Rafael, California

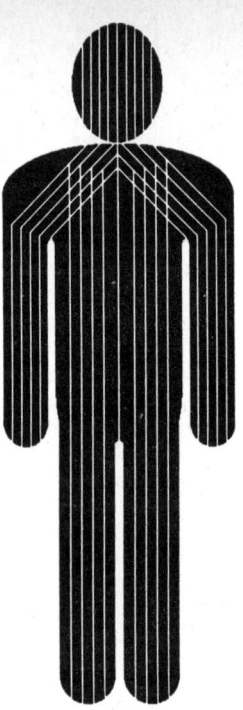

Einleitung

In den letzten zwanzig Jahren ist die Erkenntnis immer mehr Allgemeingut geworden, daß Gesundheit und langes Leben nicht etwas ist, das nur einer kleinen Schar Glücklicher vergönnt ist, sondern von jedem erreicht werden kann, der sich um sein Wohlbefinden kümmert. Der Weg zu einer stabilen Gesundheit führt über Wissen und Körperbewußtsein, über ein Verstehen des Körpers und seiner Funktionen und die Kenntnis der Verfahren, wie man diese beeinflussen kann.

In den letzten Jahren hat die ganzheitliche Gesundheitsbewegung viele alte und bewährte Verfahren entmystifiziert und wiederbelebt, mit denen die Menschen Krankheiten vorbeugten und ihre Lebensqualität verbesserten. Neben der Akupunktur und der Pflanzenheilkunde findet die Reflexzonentherapie verstärkte Aufmerksamkeit und Anwendung in der heutigen medizinischen Praxis.

In Europa gibt es heute über 6000 Ärzte, Krankenschwestern und Physiotherapeuten, bei denen die Reflexzonenarbeit fester Bestandteil des Behandlungsprogramms ist. Sie bewirkt beim Patienten Entspannung, eine Linderung der Schmerzen und eine Beschleunigung des Heilungsprozesses. Im Rahmen der Behandlung werden die Patienten aufgefordert, sich denjenigen Teil ihres Körpers vorzustellen, an dem die Reflexzonenarbeit ausgeführt wird, um in ihnen ein Empfinden für ihre körperliche Gesundheit und für die Möglichkeit zu wecken, daß sie diese steuern können.

Es ist nicht klar, wie oder warum die Reflexzonentherapie funktioniert – es ist einfach so. Diese Beziehung zwischen Bereichen an der Hand und am Fuß und den Organen, Gliedern und Nerven des Körpers ist seit Jahrtausenden in vielen Kulturkreisen bekannt. Zu Beginn unseres Jahrhunderts hat sich ein amerikanischer Arzt, Dr. William Fitzgerald, mit diesen Beziehungen befaßt. In Untersuchungen stellte er fest, daß es spezifische Wechselbeziehungen zwischen bestimmten Zonen der Hand und des Fußes und den Organen des Körpers gab und daß er durch Drücken dieser Zonen direkte Wirkungen auf die Organe ausüben konnte. Nach weiteren Studien entdeckte er, daß diese Wechselbeziehungen einem einfachen Schema gehorchten.

Fitzgerald unterteilte den Körper so in 10 Längszonen, daß jeweils fünf links und rechts der Körpermitte lagen. Jede dieser Zonen ist unabhängig und bildet für sich ein geschlossenes Ganzes – jeder Körperteil innerhalb dieser Zone steht in einer Wechselbeziehung mit jedem anderen Körperteil in dieser Zone. Da alle diese Zonen an den Füßen ihre Entsprechung haben, wurde es Fitzgerald rasch klar, daß man von hier aus in ganz einfacher Weise auf alle anderen Körperbereiche einwirken konnte. So befinden sich z. B. die Innenseiten der Füße in der gleichen Zone wie die Wirbelsäule; deshalb mußte eine Stimulierung der Innenseiten der Füße auch die Wirbelsäule stimulieren.

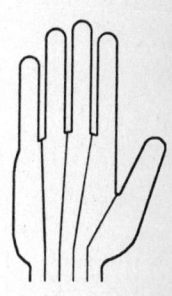

Der Körper ist ständig damit beschäftigt, ein empfindliches Stoffwechselgleichgewicht aufrechtzuerhalten. Wenn dieses jedoch durch Verletzungen, Krankheit oder den alltäglichen Streß erheblich gestört wird, sind die normalen Körperfunktionen nicht mehr gewährleistet; die Gesundheit ist bedroht. Die Reflexzonentherapie ist ein einfaches nichtinvasives Verfahren, das diese Funktionen wiederherstellen kann, so daß der Körper zum normalen Stoffwechselgleichgewicht zurückfindet, das die Grundvoraussetzung einer guten Gesundheit ist.

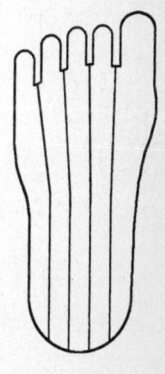

In diesem Buch sind nicht nur die Reflexzonenarbeit, sondern auch der Körper und seine Funktionen in einfacher Weise dargestellt. Dies wird es dem Leser erleichtern, die Vorgänge in seinem Körper zu verstehen und sie sich vor Augen zu halten. Im Anschluß daran werden Sie vielleicht die acht Programme ausprobieren wollen, die die Stoffwechselprozesse in Ihrem Körper sehr spezifisch und sehr günstig beeinflussen können. Diese Programme nehmen nur zehn Minuten in Anspruch; die Wirkungen sind jedoch sehr bemerkenswert und erfreulich. Auch wenn Sie ein ganz bestimmtes Problem haben, finden Sie in diesem Buch Anleitungen, wie Sie ihm beikommen können. Was auch immer der Grund für Ihr Interesse an der Reflexzonentherapie sein mag – Sie werden entdecken, daß sie Ihre körperliche Gesundheit und Ihr seelisches Wohlbefinden in jeder Hinsicht steigern wird.

Teil 1

DER KÖRPER UND SEINE REFLEXE

Arme und Schultern

Die Arme, die oberen Extremitäten des Körpers, gliedern sich in Oberarm, Ellbogen, Unterarm, Handgelenk und Hand. Ober- und Unterarm werden aus Knochen gebildet, die von Bindegewebefasern, den Bändern, an ihrem Ort gehalten werden. Der Oberarm besteht aus einem einzigen Knochen, dem Oberarmknochen, während der Unterarm aus zwei parallelen Knochen, Elle und Speiche, besteht.

Das Ellbogengelenk, das Ober- und Unterarm miteinander verbindet, erlaubt Bewegungen nach oben und unten sowie eine beschränkte Drehung. Es wird bewegt von zwei Oberarmmuskeln, dem zweiköpfigen und dem dreiköpfigen Oberarmmuskel. Ein besonders empfindlicher Nerv, der fälschlich auch »Musikantenknochen« genannt wird, verläuft nahe der Oberfläche des Ellbogens. Bei einem Schlag auf diese Stelle erzeugt der Nerv einen stechenden Schmerz im Ellbogen und anderen Teilen des Arms. Eine kleine Kapsel aus Bindegewebe, der sog. Schleimbeutel, schmiert das Gelenk und sorgt dafür, daß sich der Ellbogen leicht und reibungsfrei bewegen kann. Das Handgelenk am unteren Ende des Unterarms besteht aus acht Knochen in zwei Reihen, die so angeordnet sind, daß die Hand praktisch in alle Richtungen beweglich ist.

Während Ellbogen und Handgelenk Gelenke des Arms sind, hat die Schulter ein Kugelgelenk, das die Arme mit dem Rumpf verbindet. Dieses Gelenk, das in einer flachen Höhle des Schulterblatts ruht, wird von einem Netz von Muskeln, Bändern und Sehnen zusammengehalten. Wie das Hüftgelenk kann auch das Schultergelenk in fast allen Richtungen bewegt werden, ist jedoch weniger stabil als das Hüftgelenk. In der Tat ist die Schulter dasjenige Gelenk des Körpers, das am häufigsten ausgerenkt wird.

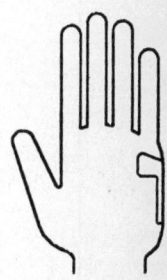

Beide Hände

Wegen ihrer Lage und häufigen Betätigung sind Schulter und Arm vielfältigen Gefahren ausgesetzt, von Schnittverletzungen und Quetschungen bis hin zu Knochenbrüchen, Bänderrissen, Zerrungen und Verrenkungen. Reizungen oder Verletzungen des Schulter- oder Ellbogengelenks können zu einer schmerzhaften Schleimbeutelentzündung führen. Eine Behandlung mit Kortison ist möglich, um die Schwellung zu beseitigen, jedoch sind Ruhigstellung des betroffenen Gelenks und Wärmeanwendungen in der Regel ausreichend. Sehnenentzündungen entstehen durch häufigen Druck auf die Sehnen im Handgelenk und Unterarm bei Tätigkeiten, bei denen die Gelenke unter Druck bewegt werden. Der Tennisellbogen ist eine der bekanntesten Formen der Sehnenentzündung; die Behandlung besteht in der Ruhigstellung des Ellbogens in einer Armschlinge. Da die Arme die »Leiter« für die Reflexpunkte an den Händen sind, ist sofort klar, warum die Gesundheit der Arme und Schultern so wichtig für das allgemeine Wohlbefinden des Körpers sein kann. Regelmäßige körperliche Betätigung ist ein hervorragendes Mittel, um Arme und Schultern gesund zu erhalten. Die Reflexzonenarbeit kann hier harmonisierend wirken und viele schmerzhafte Zustände in diesem Bereich lindern.

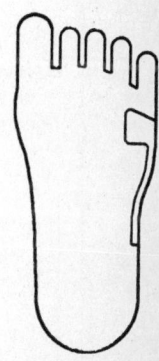

Beide Füße

Die Reflexzonen für die Arme und Schultern befinden sich an beiden Füßen und Händen. An den Füßen beginnt der Bereich an der Sohle an der Falte zwischen der vierten und fünften Zehe und verläuft weiter zum unteren Rand des großen Ballens an der Basis der kleinen Zehe und über die Fußaußenkante hinaus. An den Handflächen beginnt der Bereich an der Falte zwischen Ringfinger und kleinem Finger und verläuft bis zum unteren Rand des Ballens unter diesem Finger und über die Handaußenkante hinaus.

TECHNIKEN

Die Reflexzonen an der rechten Hand und dem rechten Fuß entsprechen dem rechten Arm und der rechten Schulter, während diejenigen an der linken Hand und dem linken Fuß dem linken Arm und der linken Schulter entsprechen. Am besten beide Seiten bearbeiten und auf Schmerzen oder Druckempfindlichkeit in den Bereichen achten, die Hinweise auf Erkrankungen in den Armen oder Schultern sein können. Den Bereich langsam unter kräftigem Druck bearbeiten, jedoch Schmerzgrenze beachten. Bei der Bearbeitung sich den Teil des Körpers vorstellen, an dem man arbeitet, und beim Drücken der Reflexzone einatmen, beim Nachlassen ausatmen.

DIE HÄNDE – Die Arm- und Schulterreflexzonen an den Händen sind leicht zu finden. Legen Sie den Daumen an die Basis der Falte zwischen Ringfinger und kleinem Finger. Dies ist der höchste Punkt der Reflexzone. Sie reicht bis unterhalb des Ballens des kleinen Fingers und weiter bis zur Handkante. Von dort erstreckt sie sich weiter in Richtung des Handgelenks über etwa zwei Drittel der Handkante. Den Bereich auf der Handfläche mit dem Daumen bearbeiten; dann zur Verbesserung der Hebelwirkung die Hand fest ergreifen und die Kante mit Zeige- und Mittelfinger bearbeiten. Mit sanftem, aber festem, kreisendem Druck beginnen. Den Druck etwas verringern, dann erneut und etwas fester drücken. In dieser Weise die gesamte Reflexzone siebenmal bearbeiten. Nicht aufhören zu drücken, bis die Bearbeitung beendet ist.

DIE FÜSSE – Die Reflexzonen für Arme und Schultern an den Füßen beginnen unterhalb der Falte zwischen der vierten und fünften Zehe und reichen bis unterhalb des großen Ballens an der Basis der kleinen Zehe bis über die äußere Fußkante hinaus. Im weiteren Verlauf erstrecken sie sich an der Kante des Fußes bis oberhalb des Zehenballens. Mit der gleichen Technik wie bei den Händen die ganze Reflexzone siebenmal bearbeiten, d. h., an der Sohle mit dem Daumen arbeiten und zur Verbesserung der Hebelwirkung an der Fußkante mit Zeige- und Mittelfinger arbeiten. Beim ersten Mal mit einer sanften, aber festen, kreisenden Bewegung arbeiten. Den Druck nur wenig verringern, dann erneut und etwas stärker drücken. Den Druck fortlaufend erhöhen und dazwischen nur wenig nachlassen. Erst dann aufhören zu drücken, wenn der Arm- und Schulterbereich durchgearbeitet ist.

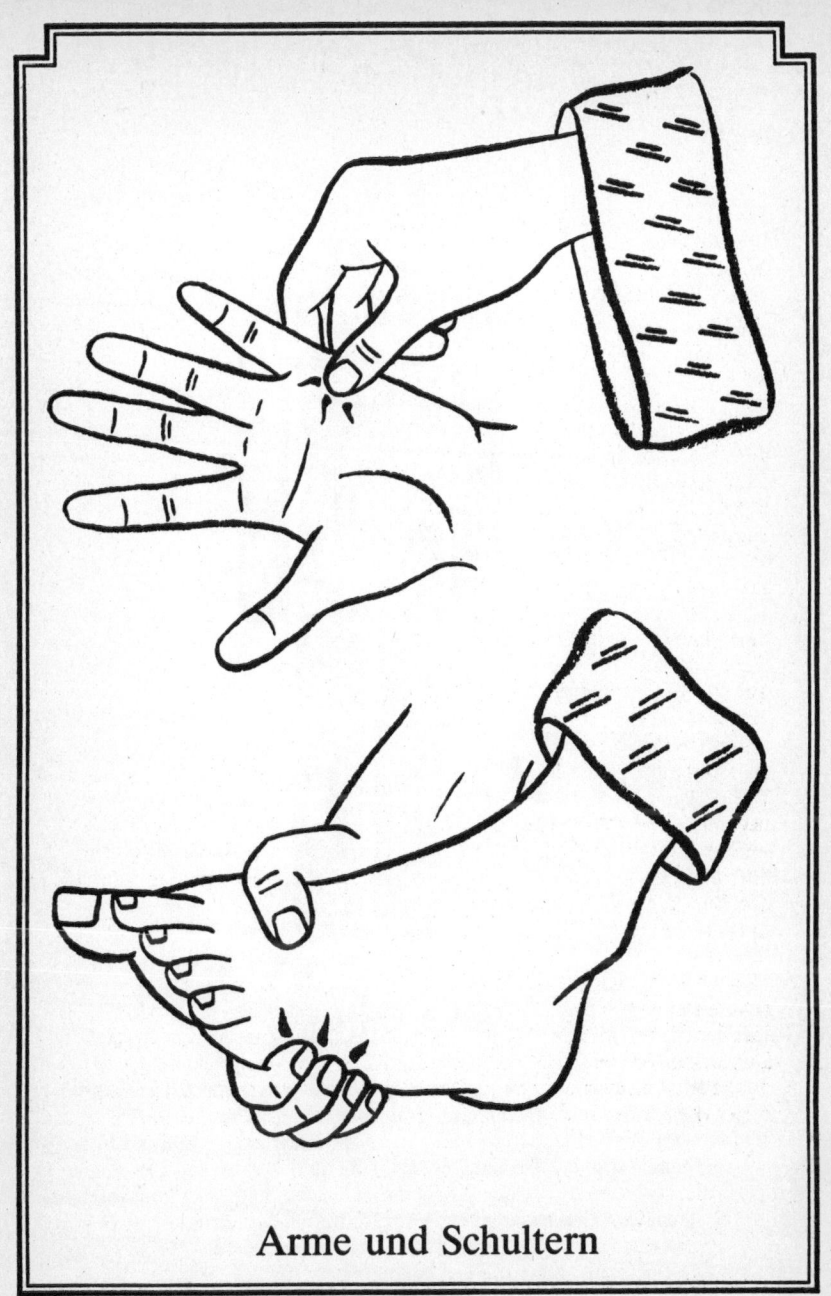

Arme und Schultern

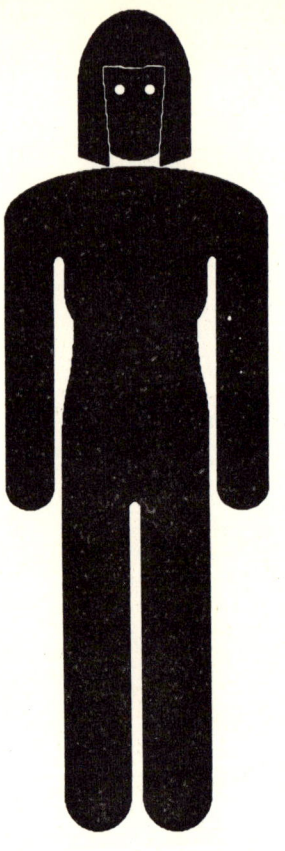

Augen

Über die Augen nimmt das zentrale Nervensystem eine direktere Verbindung zur Außenwelt auf als mit jedem anderen Sinnesorgan. Ihre Empfindlichkeit ist so groß, daß sie mehr als zehn Millionen Helligkeitsabstufungen erkennen können. Sie nehmen mehr als drei Viertel der grobsinnlichen Informationen auf, die die Basis unseres Wissens bilden. Dies geschieht mit erstaunlicher Geschwindigkeit: Vom Auftreffen des Lichts auf die Netzhaut bis zum Erkennen des Objekts durch das Gehirn vergeht nur $\frac{1}{500}$ Sekunde, die Zeitspanne, in der ein Luftballon platzt.

Das Auge funktioniert im Prinzip wie eine Kamera. Das Licht fällt durch eine äußere Linse, die Hornhaut, in eine runde Öffnung, die Pupille. Der Durchmesser der Pupille ändert sich, wie die Blende einer Kamera, mit der Lichtstärke. Das Pupillenspiel wird von den umgebenden Muskeln der Regenbogenhaut gesteuert. Hinter Pupille und Regenbogenhaut befindet sich eine weitere Linse, die das Licht auf den Augenhintergrund, die Netzhaut, fokussiert. Die Netzhaut, die dem Film in der Kamera entspricht, ist ein Netzwerk feiner Nervenzellen, die als Stäbchen und Zapfen bezeichnet werden. Sie sind so winzig, daß 100 Millionen Stäbchen und 10 Millionen Zapfen auf der Netzhaut jedes Auges Platz finden. Sie machen es möglich, daß das Auge zwei Bilder zugleich aufnimmt – die Stäbchen vermitteln Schwarzweißbilder, die Zapfen Farbbilder. Jedes Stäbchen und jeder Zapfen ist an einer langen Nervenfaser befestigt. Wenn Licht auf die Netzhaut auftrifft, senden die Stäbchen und Zapfen über die Nervenfasern (Axonen) ein Signal an eine Stelle direkt hinter der Netzhaut. Dort vereinigen sich die Axonen zum Sehnerv. An der Stelle, an der der Sehnerv aus dem Augapfel austritt, befinden sich keine Stäbchen und Zapfen; dies ist der blinde Fleck. Über den Sehnerv wird das Signal zum Hirn weitergeleitet, wo es in eine Sehempfindung umgewandelt wird.

Im Idealfall hat das Auge Kugelgestalt, und Hornhaut und Linse fokussieren das Licht direkt auf eine bestimmte Stelle der Netzhaut. Wenn das Auge zu lang bzw. die Brechkraft der Linse zu groß ist, liegt der Brennpunkt zu weit vor der Netzhaut; das Auge ist kurzsichtig. Wenn das Auge zu kurz bzw. die Brechkraft der Linse zu schwach ist, liegt der Brennpunkt der Linse zu nahe an der Netzhaut bzw. hinter ihr; das Auge ist fernsichtig. Bei Astigmatismus sind Hornhaut und Linse unterschiedlich gekrümmt, weshalb parallele Lichtstrahlen in unterschiedlichen Winkeln auf der Netzhaut abgebildet werden, wodurch der Seheindruck verwischt wird. Alle diese Anomalien können in der Regel durch das Tragen von Brillengläsern oder Kontaktlinsen ausgeglichen werden. In vielen Fällen sind durch neue chirurgische Techniken wie die radiale Keratotomie und Linsen- und Hornhautverpflanzungen auch dauerhafte Korrekturen möglich.

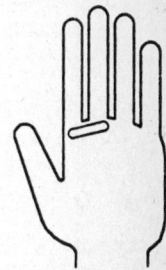

Beide Hände

Zu den häufigsten Augenerkrankungen gehören Katarakte, Linsentrübungen, die besonders bei älteren Menschen auftreten; Glaukome, ein Leiden, bei dem der Augeninnendruck erhöht ist; Infektionen durch Mikroorganismen; Netzhautablösungen, bei denen sich die Netzhaut von den darunterliegenden Schichten des Auges gelöst hat, und Atrophie des Sehnervs. Die meisten dieser Erkrankungen können bei rechtzeitiger Entdeckung gut behandelt werden.

Eine Reflexzonenbehandlung kann die Augen gesund erhalten und ihre Widerstandsfähigkeit gegenüber Infektionen kräftigen. Bei vielen Augenleiden kann Linderung eintreten. Da wir zwei Augen haben, sind die Augenreflexpunkte an den Handflächen beider Hände und den Sohlen beider Füße zu finden. Die Punkte an der linken Hand und am linken Fuß entsprechen dem linken Auge, die Punkte an der rechten Hand und am rechten Fuß dem rechten Auge. Die Fußreflexzone ist der Sohlenbereich an der Basis der zweiten und dritten Zehe. An der Hand liegt der Reflexbereich auf der Handfläche an der Basis von Zeige- und Mittelfinger.

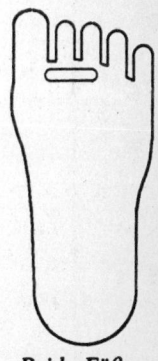

Beide Füße

TECHNIKEN

Da wir zwei Augen haben, gibt es auch am rechten und linken Fuß sowie auf der rechten und linken Hand Reflexe. Die Reflexzonen an der linken Hand und am linken Fuß stimulieren das linke Auge, die Reflexzonen an der rechten Hand und am rechten Fuß das rechte Auge. Es ist besser, jeweils beide Reflexe zu bearbeiten, als sich nur auf ein Auge zu konzentrieren. Der Augenreflex an Händen und Füßen ist kein Punkt, sondern eher eine kleine Zone. Beim Drücken des Reflexes einatmen, beim Loslassen ausatmen und sich bei der Bearbeitung des Reflexes das Auge und den Sehvorgang vorstellen. Beim Drücken des Reflexes auf jede Überempfindlichkeit achten, da dies auf eine Erkrankung hinweisen kann. Den Bereich langsam und sorgfältig bearbeiten, jedoch Schmerzgrenze beachten.

DIE HÄNDE – Der Augenreflex auf der rechten und linken Handfläche befindet sich an der Basis von Zeige- und Mittelfinger und schließt die dazwischenliegende Haut mit ein. Den Daumen kräftig auf diesen Teil der Handfläche legen und mit den Fingern auf der anderen Seite dagegendrük-ken. Mit kräftigem, kreisendem Druck vorwärts und rückwärts arbeiten, so daß die gesamte Reflexzone erfaßt wird. Dies siebenmal wiederholen. Beim ersten Mal zunächst langsam und sanft mit dem Daumen drücken und kreisen, dann den Druck etwas verringern. Bei jedem Drücken den Druck steigern und erst dann ganz loslassen, wenn die Bearbeitung der Augenzone abgeschlossen ist.

DIE FÜSSE – Die Augenreflexzonen an der rechten und linken Fußsohle befinden sich an der Basis der zweiten und dritten Zehe und schließen die dazwischenliegende Haut mit ein. Die Fingerspitzen an diesem Bereich der Fußsohle ansetzen und mit dem Daumen auf der anderen Seite ein Widerlager bilden. Mit kräftigem, kreisendem Fingerdruck die ganze Reflexzone vorwärts und rückwärts durcharbeiten. Den Griff siebenmal wiederholen. Beim ersten Mal zunächst sanft kreisend drücken, dann den Druck etwas verringern, jedoch nicht ganz loslassen. Den Druck bei jedem kreisenden Drücken steigern und dazwischen etwas verringern, jedoch erst dann ganz loslassen, wenn die Bearbeitung der Augenzone abgeschlossen ist.

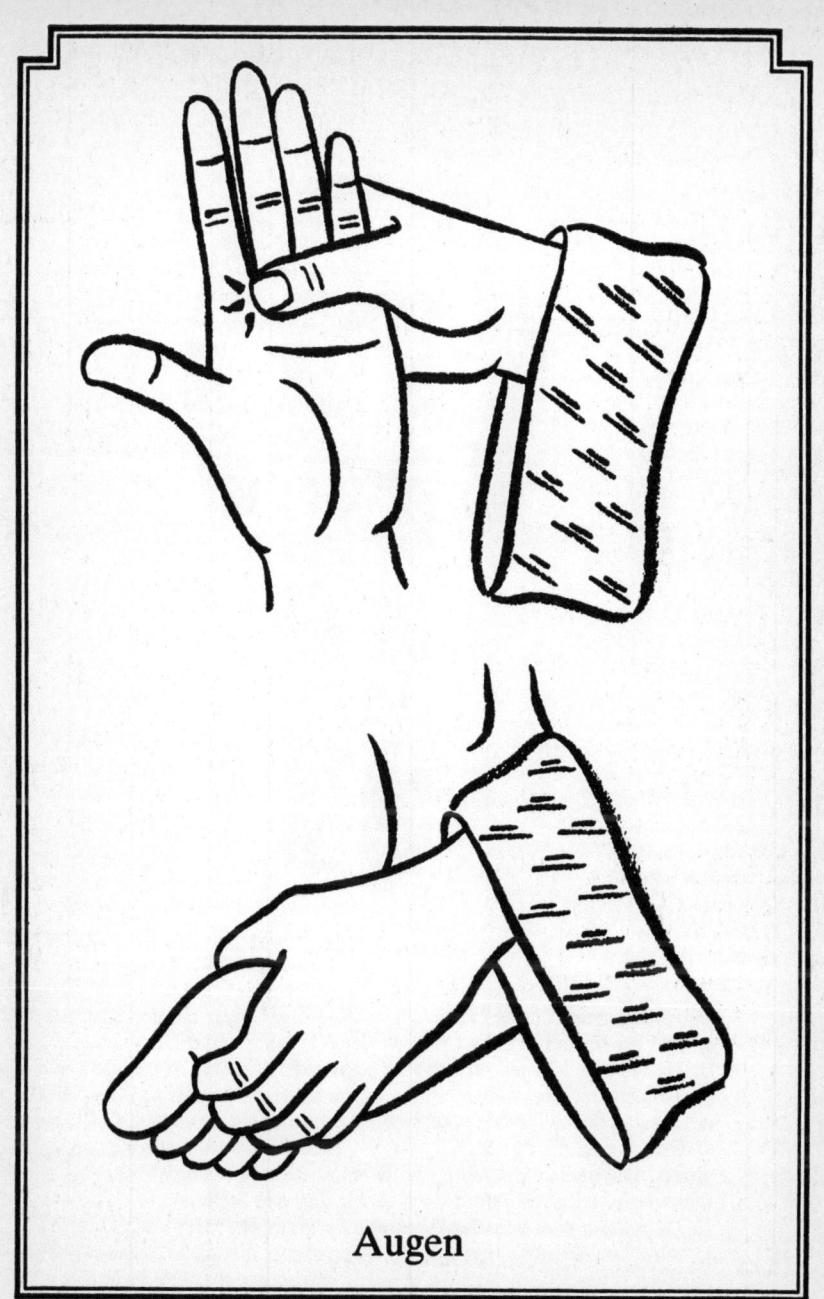

Augen

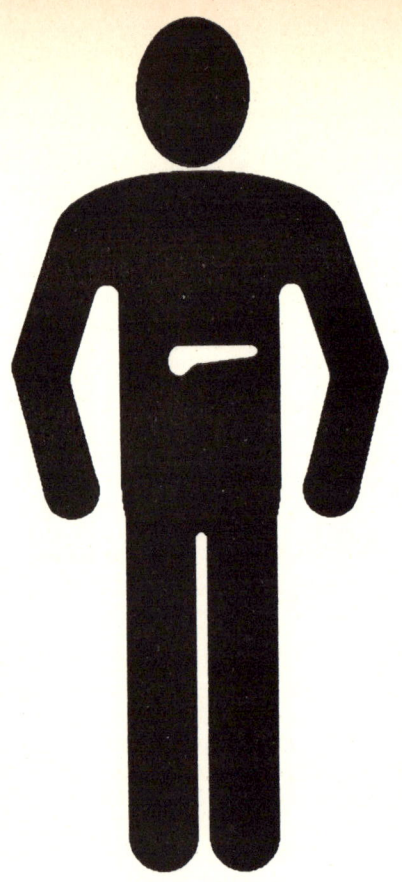

Bauchspeicheldrüse

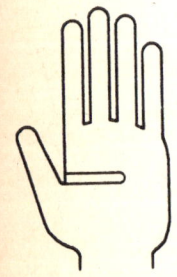

Linke Hand

Die Bauchspeicheldrüse (Pankreas) ist dasjenige Organ das den Blutzucker-spiegel im Körper reguliert und an der Verdauung und Umwandlung der Speisen in vom Körper verwertbare Nährstoffe mitwirkt. Wenn die Speisen den Magen passiert haben, kommen sie in den Dünndarm, der über ein chemisches Signal die Gallenblase zur Absonderung von Galle und durch ein anderes Signal die Bauchspeicheldrüse zur Absonderung von Pankreassaft anregt. Die beiden Verdauungssäfte wandern auf getrennten Kanälen zum Dünndarm, münden jedoch dort an der gleichen Stelle.

Im Dünndarm bauen die Pankreassäfte Fette zu Fettsäuren und Glyzerin ab, Eiweiße zu Aminosäuren und Kohlenhydrate in den einfachen Zucker Glukose. Diese Stoffe werden mit dem Blutstrom zum Ort ihrer Verwendung oder Speicherung transportiert. Außerdem produziert die Bauchspeicheldrüse die Hormone Insulin und Glukagon, die den Blutzuckerspiegel des Körpers regeln und direkt in die Blutbahn übertreten. Die Ausschüttung dieser Hormone wird über die Menge des im Blut vorhandenen Zuckers gesteuert.

Wegen der Absonderung von Insulin und Glukagon ist die Bauchspeicheldrüse eines der wichtigsten Steuerungsorgane des Körpers. Zucker und Stärke werden normalerweise in energiereiche Glukose umgewandelt, die in der Leber und den Muskeln als Glykogen auf Abruf gespeichert wird. Dieser Prozeß ist hauptsächlich eine Wirkung des Insulins, während Glukagon die notwendige Rückumwandlung des Glykogens in Glukose vornimmt. Wenn zuviel Insulin erzeugt wird, kommt es zur Hypoglykämie, einer Verminderung des Blutzuckers: Der Körper verarbeitet zu viel Glukose aus dem Blut, so daß zu wenig Glukose für den Stoffwechsel übrigbleibt, was zu Schwindel, Übelkeit, Angst- und Schwächezuständen und im Extremfall zu Krämpfen und Koma führen kann. Da Glukose die Hauptnahrung für das Gehirn ist, aber auch für all die anderen Zellen des Körpers, ist das zentrale Nervensystem von Hypoglykämie besonders betroffen. Wenn die Bauchspeicheldrüse zu wenig Insulin ausschüttet, kann der Körper die Kohlenhydrate nicht in eine verwertbare Form bringen; die Folge ist Diabetes mellitus, eine Erkrankung, an der in der Bundesrepublik etwa zwei Millionen Menschen leiden. Der Diabetiker kann die Glukose nicht verwerten, die im Blut bleibt und von den Nieren direkt in den Harn abgegeben wird, wodurch die Niere stark belastet wird.

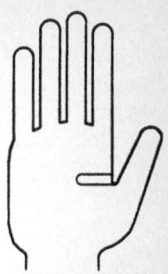

Rechte Hand

Die Bauchspeicheldrüse ist etwa 15 cm lang, von gelblichem Aussehen und liegt horizontal hinter dem Magen etwa 7 cm oberhalb des Nabels. Es ist eine lose, weiche, schwammige Drüse mit einem gerundeten Kopf auf der rechten Seite, einem Körper und einem Schwanz auf der linken Körperseite. Schwere Erkrankungen der Bauchspeicheldrüse sind u. a. Pankreatitis, eine Entzündung, die häufig durch Alkoholmißbrauch oder Leber- und Gallenerkrankungen hervorgerufen wird, und die zystische Pankreasfibrose, eine Erkrankung, bei der zuviel Schleim gebildet wird, der die zuführenden und ableitenden Wege zur Bauchspeicheldrüse verlegt und eine Aufstauung von Galle in der Bauchspeicheldrüse hervorrufen kann, wodurch es zur Verdauung des Pankreasgewebes selbst kommt.

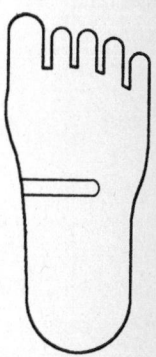

Linker Fuß

Die Bearbeitung der Pankreasreflexe kann dazu beitragen, daß die Bauchspeicheldrüse gesund und funktionstüchtig bleibt. Sie kann außerdem zur Bereitstellung gleichmäßiger Mengen von Pankreassäften für die Verdauung beitragen. Die Reflexzonen für Körper und Schwanz der Bauchspeicheldrüse liegen hauptsächlich auf der linken Handfläche im mittleren Drittel zwischen Ringfinger und der Handinnenkante unter dem Zeigefinger; auf der linken Sohle liegen sie etwa in der Mitte zwischen den Zehen und der Ferse und reichen von der vierten Zehe zur Fußinnenkante unterhalb der großen Zehe. Die Reflexzone für den Kopf der Bauchspeicheldrüse liegt auf der rechten Handfläche unterhalb des Zeigefingers etwa in der Mitte zwischen den Fingern und dem Handgelenk sowie auf der rechten Fußsohle unterhalb der großen Zehe etwa in der Mitte zwischen den Zehen und der Ferse.

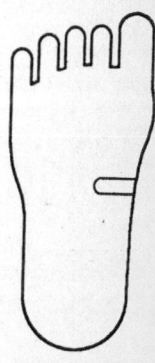

Rechter Fuß

TECHNIKEN

Die Bauchspeicheldrüse ist zwar eine unpaarige Drüse, jedoch befinden sich die zugehörigen Reflexe wegen der Lage der Drüse etwa in der Körpermitte auf beiden Handflächen und beiden Fußsohlen. Da sich der größere Teil der Bauchspeicheldrüse auf der linken Seite befindet, sind die Reflexzonen an der linken Hand und am linken Fuß größer als auf der gegenüberliegenden Seite. Es sollte jeweils das ganze Organ bearbeitet werden. Mit kräftigem Druck arbeiten, aber die Schmerzgrenze nicht überschreiten. Empfindlichkeit im Bereich der Reflexzone kann darauf hinweisen, daß mit der Drüse etwas nicht in Ordnung ist. Stellen Sie sich den Teil des Pankreas vor, den Sie bearbeiten; beim Drücken des Reflexes einatmen, beim Verringern des Drucks ausatmen.

DIE HÄNDE – Die Pankreasreflexzone auf der rechten Handfläche befindet sich etwa bei zwei Dritteln der Strecke zwischen der Basis der Finger und dem Handgelenk und erstreckt sich von unterhalb der Falte zwischen Mittel- und Zeigefinger bis zur Handinnenkante unterhalb des Zeigefingers. Auf der linken Handfläche befindet sich die Reflexzone an der gleichen Stelle, erstreckt sich jedoch von unterhalb des Ringfingers quer über die Handfläche zur Handkante unterhalb des Zeigefingers. Mit dem Daumen diese Bereiche mit kräftigem, kreisendem Druck bearbeiten. Die ganze Reflexzone auf beiden Handflächen siebenmal bearbeiten. Mit nur geringem Druck beginnen und diesen jeweils steigern. Zwischen den Druckanwendungen nur wenig nachlassen und erst nach Beendigung der Bearbeitung ganz aufhören zu drücken.

DIE FÜSSE – Die Pankreasreflexzone auf der rechten Fußsohle befindet sich im Fußgewölbe etwa in der Mitte zwischen der Basis der Zehen und der Ferse. Sie erstreckt sich von der Falte zwischen großer und zweiter Zehe zur Innenkante des Fußes. Auf der linken Fußsohle liegt der Pankreasreflex auf der gleichen Höhe, erstreckt sich hier jedoch von der vierten Zehe bis zur Innenkante des Fußes. Mit der einen Hand die Zehen leicht in Richtung des Fußballens drücken. Mit dem Daumen einen kräftigen, kreisenden Druck auf die Reflexzonen ausüben. Dies siebenmal mit der gleichen Technik wie bei den Händen wiederholen. Beim ersten Mal langsam und sanft drücken, dann den Druck etwas verringern. Beim zweiten Drücken den Daumen kräftiger einsetzen, dann wiederum etwas nachlassen. Den Druck jeweils steigern und erst dann nicht mehr drücken, wenn die Bearbeitung der Bauchspeicheldrüse abgeschlossen ist.

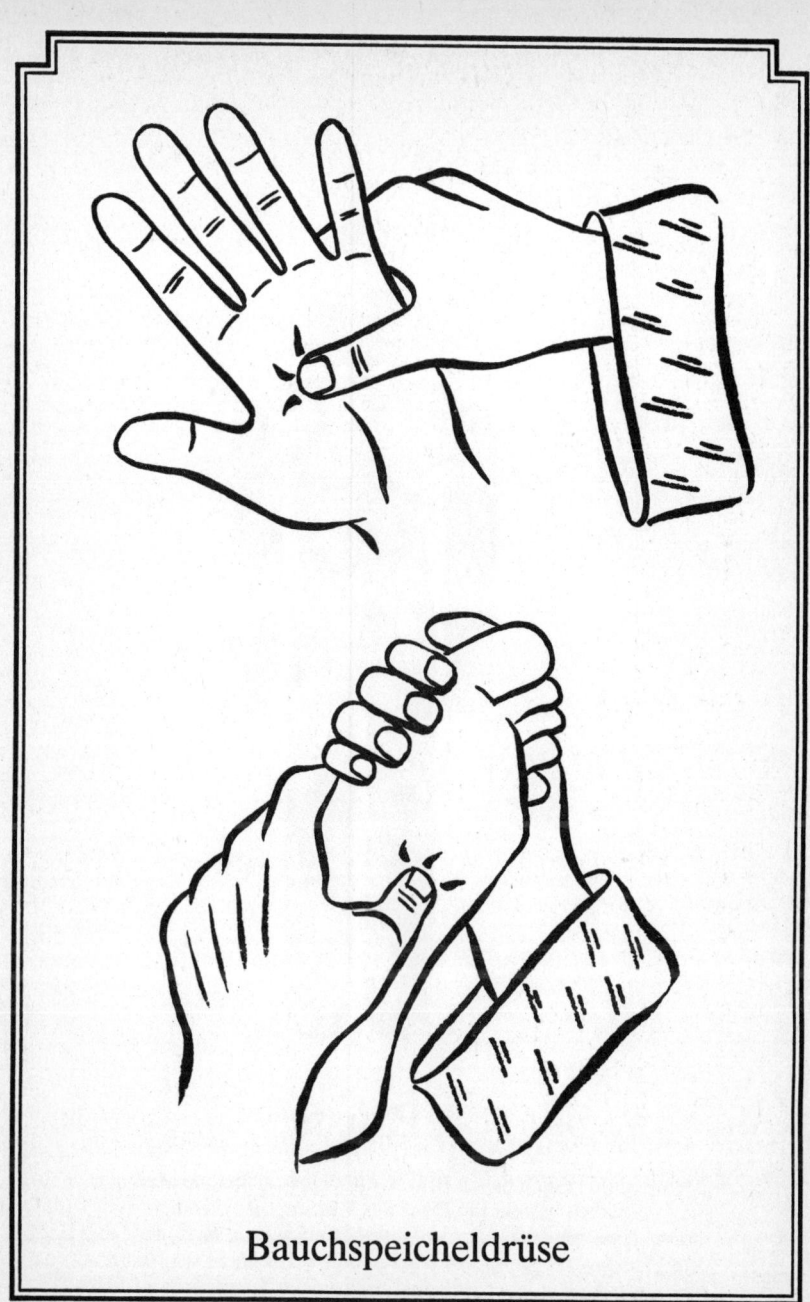

Bauchspeicheldrüse

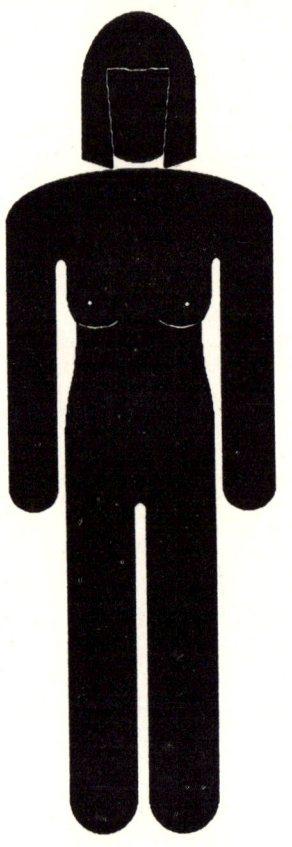

Brüste

Männer und Frauen haben Brüste, die viele gemeinsame Merkmale aufweisen. Äußerlich besteht die Brust aus Warzen, die von einem kreisförmigen bräunlichen oder rosa Bereich umgeben sind, dem Warzenhof. Bei Frauen wie Männern reagieren die Warzen und Warzenhöfe sehr empfindlich auf Wärme und Kälte, aber auch auf Berührungen. Sie gehören zu den erogenen

Körperzonen: Werden sie gestreichelt, richten sie sich auf und bewirken sexuelle Erregung.

Während sich bei Männern die Brüste in der Regel nicht zu auffälligen Körpermerkmalen entwickeln, bilden sie sich bei Frauen zu halbkugeligen Gebilden unterschiedlicher Größe und Gestalt, je nach Anzahl und Verteilung der Fettzellen, aus denen sie bestehen. Es ist nichts Ungewöhnliches, wenn die Brüste einer Frau ungleiche Größe oder Gestalt haben: Vielfach ist die linke weibliche Brust etwas größer als die rechte. Zwar dienen die Brüste der Ernährung von Säuglingen, jedoch erlaubt ihre Größe keinerlei Rückschlüsse auf das sexuelle Interesse oder die Menge der erzeugten Milch.

Außer Fett enthalten die Brüste auch Bindegewebe und eine Brustdrüse, die aus Gängen und Knoten besteht, in denen die Milch erzeugt wird. Die Brüste entwickeln sich in der Pubertät, wenn die vermehrte Ausschüttung von Geschlechtshormonen das Drüsengewebe zum Wachstum anregt. Bei der reifenden Frau lagert sich Fett in dem Bereich um die Milchgänge an, wodurch die Größe der Brust zunimmt. Wieviel Fett sich ansammelt, hängt von vielen Faktoren ab, u. a. Vererbung, hormonelles Gleichgewicht und Veränderungen des Körpergewichts. Am größten ist der Umfang der Brüste in der Regel während der Schwangerschaft und der Stillzeit, wenn die Milcherzeugung auf dem Höhepunkt und die Drüsengänge gefüllt sind. In späteren Lebensabschnitten der Frau kommt es mit dem Eintritt der Menopause und den damit verbundenen hormonellen Veränderungen zu einem Schrumpfen und einer Veränderung der Struktur.

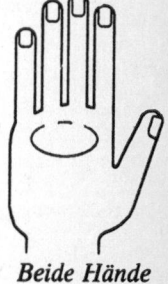

Beide Hände

Die gefährlichste Erkrankung der Brust ist Krebs. Nach Angaben der American Cancer Society erkrankt z. B. jede elfte Frau in den Vereinigten Staaten an Brustkrebs. Bei jeder dritten von ihnen wird dies die Todesursache sein – eine Sterblichkeitsquote, die sich seit 1930 nicht wesentlich verändert hat. Die Ursachen dieser Krebserkrankung liegen noch im dunkeln, jedoch dürften Vererbung und eine fettreiche Ernährung eine Rolle spielen. Die Heilungschancen hängen in hohem Maße von der Früherkennung (durch regelmäßige Selbstuntersuchung der Brüste) und von der Behandlung ab (meist sowohl Operation als auch Chemotherapie).

Eine der häufigsten Brustbeschwerden ist die Anschwellung und Druckempfindlichkeit einige Tage vor der Regelblutung. Dies hängt mit hormonellen Veränderungen zusammen, die zu der vorübergehend verlangsamten Wasserausscheidung führen. Entzündungen der Brustdrüse (Mastitis) treten bei stillenden Müttern auf und sind meist durch Infektionen bedingt. Ein Fibrozystom besteht, wenn sich unter der Oberfläche der Brüste druckempfindliche, sackartige Geschwülste befinden, die mit einer gelatinösen oder flüssigen Substanz gefüllt sind. Diese Zysten sind meist gutartig, kommen relativ häufig vor und sind vermutlich hormonell bedingt.

Die Bearbeitung der Brustreflexzonen an den Händen und Füßen kann die Brüste gesund erhalten und ihre Widerstandsfähigkeit gegenüber Erkrankungen stärken. Die Brustreflexzonen an den Händen befinden sich nicht auf den Handflächen, sondern am Handrücken und erstrecken sich vom unteren Rand der Knöchel ausgehend einige Zentimeter in Richtung Handwurzel. Am Fußrücken beginnt die Reflexzone etwas oberhalb der Zehen und erstreckt sich einige Zentimeter in Richtung Knöchel.

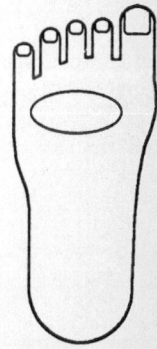

Beide Füße

TECHNIKEN

Die Brustreflexzonen befinden sich an Hand- und Fußrücken. Diese Bereiche vorsichtig bearbeiten, da sie sehr druckempfindlich sind und leicht Quetschungen auftreten. Nehmen Sie sich Zeit, und bearbeiten Sie den Bereich gründlich. Achten Sie besonders auf schmerzhafte Stellen, die eine Erkrankung anzeigen können. Stellen Sie sich den Bereich des Körpers vor, den Sie bearbeiten, und regeln Sie die Atmung. Beim Drücken des Reflexes einatmen, beim Verringern des Drucks ausatmen.

DIE HÄNDE – Die Brustreflexzone befindet sich an beiden Handrücken und erstreckt sich von den Knöcheln bis etwa zur Mitte des Handrückens. In Querrichtung verläuft der Bereich vom kleinen Finger bis zum Zeigefinger. Den Daumen in die Mitte der Handflächen legen, um ein Widerlager zu bilden. Mit den Fingern die Hand umgreifen und mit Zeigefinger, Mittelfinger und Ringfinger den ganzen Bereich mit sanften, kreisenden Bewegungen bearbeiten. Darauf achten, daß wirklich der gesamte Bereich behandelt wird, auch die Stellen zwischen den Knochen und Sehnen. Den ganzen Bereich siebenmal durcharbeiten, dabei den Druck von Mal zu Mal steigern. Die rechte Hand entspricht der rechten Brust, die linke Hand der linken Brust; es empfiehlt sich jedoch, stets beide Hände zu bearbeiten.

DIE FÜSSE – Die Brustreflexzone befindet sich jeweils am Fußrücken. Sie erstreckt sich von den Zehen etwa bis zur Hälfte des Fußrückens in Richtung Knöchel und von der zweiten Zehe quer über den Fußrücken. Der ganze Bereich wird mit einer ähnlichen Technik wie bei den Händen siebenmal stimuliert. Die Handfläche zur Bildung eines Widerlagers auf die Fußsohle legen, und die Reflexzone mit Zeige- und Mittelfinger in kreisenden Bewegungen bearbeiten. Im ganzen Bereich mit sanftem Druck arbeiten und die Stellen zwischen den Knochen und Sehnen nicht vergessen. Den Druck von Mal zu Mal steigern, jedoch vorsichtig dosieren. Der Bereich am rechten Fuß stimuliert die rechte Brust, der Bereich am linken Fuß die linke Brust; es empfiehlt sich jedoch, beide Seiten zu bearbeiten.

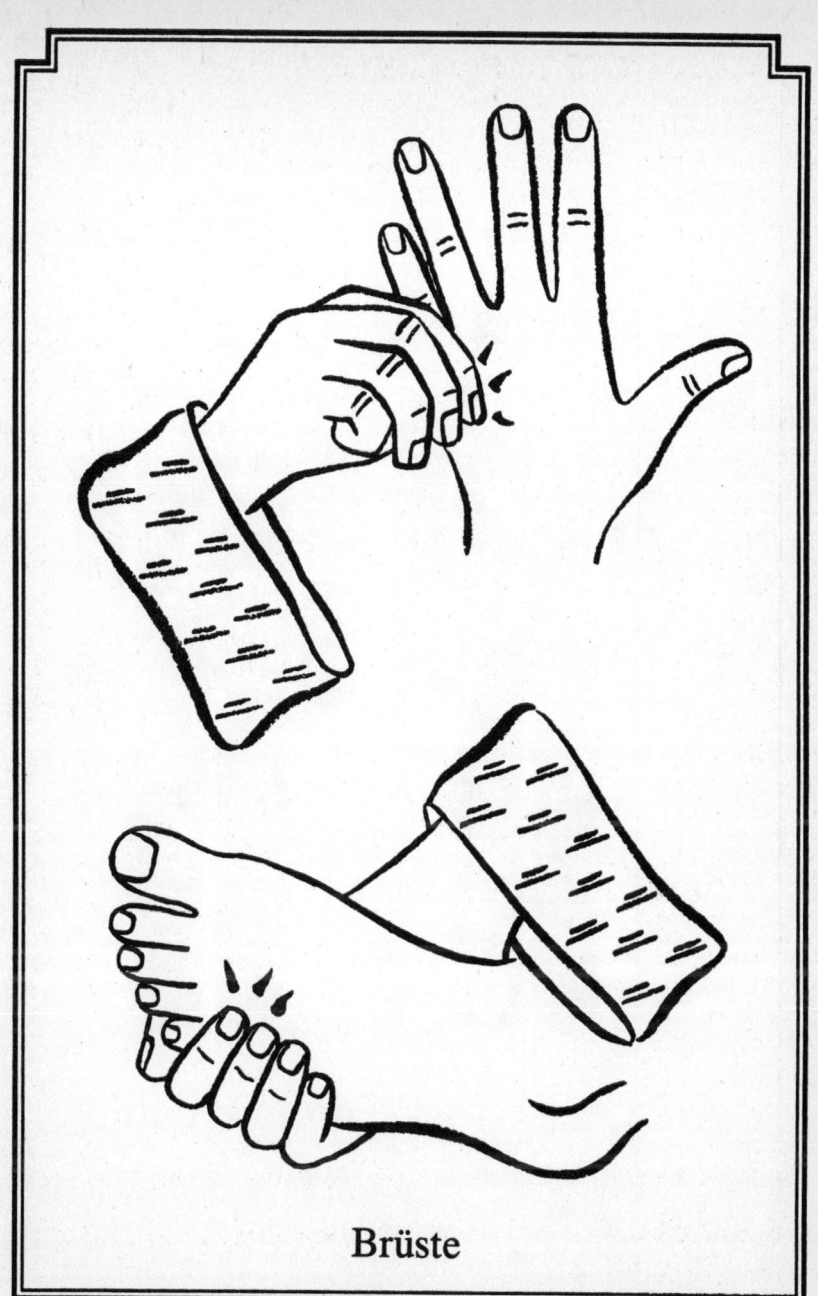

Brüste

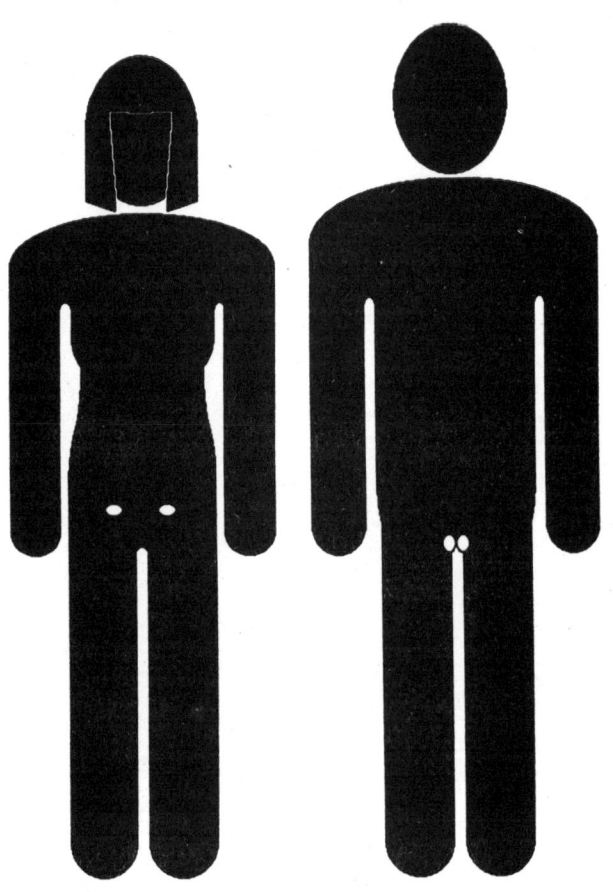

Eierstöcke und Hoden

Die Eierstöcke und Hoden sind Geschlechtsdrüsen, die Keimzellen abson
dern. Die Hoden erzeugen 10–30 Milliarden Samenfäden pro Monat und
schütten das männliche Geschlechtshormon Testosteron aus, das für die
sekundären männlichen Geschlechtsmerkmale wie den schwereren Kno-
chenbau, die Entwicklung der Muskeln und die Körper- und Gesichtsbehaa-

rung verantwortlich ist. Die Eierstöcke bilden Eier, die größten Einzelzellen, die der Körper erzeugt, und sondern Östrogen und Progesteron ab, die weiblichen Geschlechtshormone, die für die weicheren Körperkonturen, den Menstruationszyklus und die vielfältigen Veränderungen verantwortlich sind, die sich im Körper der Frau während der Schwangerschaft abspielen.
Bei neugeborenen Mädchen sind über zwei Millionen Eier in den Eierstökken vorhanden. Zum Zeitpunkt der Pubertät sind hiervon noch 300000 übrig, von denen wiederum nur 450 ausreifen und während der geschlechtsreifen Zeit der Frau ausgestoßen werden. Während dieser Zeit reift jeweils ein Ei zur Größe eines Mohnsamens heran und wird etwa alle 28 Tage aus dem Eierstock ausgestoßen, um mit einer Geschwindigkeit von etwa 2 mm/h durch die Eileiter zu wandern. Nach etwa drei Tagen erreicht es die Gebärmutter, wo es sich, sofern es von einem Samenfaden befruchtet wurde, zu einem menschlichen Embryo entwickelt. Unbefruchtete Eier werden mit dem Menstruationsblut aus dem Körper ausgeschwemmt.
Ein Mann muß bei jeder Ejakulation mindestens 400 Millionen Samenfäden ausstoßen, wenn es zu einer Schwangerschaft kommen soll. Diese etwa 1/20 mm langen Samenfäden ähneln winzigen Kaulquappen und werden in den insgesamt etwa 250 m langen, gewundenen Kanälchen der Hoden gebildet. In der Scheide der Frau wandern die Spermien mit einer Geschwindigkeit von durchschnittlich 1 cm/h in Richtung der Eileiter, um das Ei zu befruchten. Dies bedeutet, daß die Empfängnis etwa eine Stunde nach dem Samenerguß stattfindet.

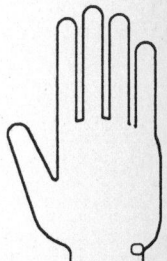

Die beiden Eierstöcke, etwa walnußgroße schwammige Gebilde, liegen im unteren Abdomen zu beiden Seiten der Gebärmutter oberhalb und hinter der Blase. Die Eierstöcke sind sehr anfällig für Infektionen, die meist aus anderen Bereichen des Körpers übertragen werden. Hierzu gehören u. a. Viren, die Drüsen befallen, wie z. B. Mumps, Bakterien von Haut- und Rachenkrankheiten sowie Geschlechtskrankheiten. Die Bildung von Zysten in und an den Eierstöcken gehört zu den häufigsten Eierstockerkrankungen.

Beide Hände

Relativ häufig treten auch Eierstockgeschwülste auf, die gutartig oder bösartig sein können; in letzterem Fall ist meist die operative Entfernung des Tumors mit dem Eierstock unumgänglich.
Die Hoden befinden sich im Hodensack außerhalb des Körpers, wo eine für die Spermien günstigere niedrigere Temperatur herrscht. Die Hoden sind weiche, etwa 30 g schwere ovale Drüsen. Wie die Eierstöcke sind die Hoden anfällig für Infektionen aus anderen Bereichen des Körpers, die zu Entzündungen führen können (Orchitis). Etwa ein Viertel aller Männer, die sich nach der Pubertät mit Mumps infizieren, erkranken an einer Orchitis. Dies kann durch eine Schutzimpfung gegen Mumps verhindert werden.

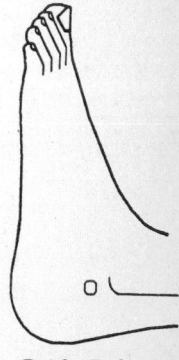

Die Bearbeitung der Reflexzonen der Eierstöcke bzw. Hoden regt deren Fortpflanzungs- und Hormonfunktion an und erhält sie gesund und widerstandsfähig gegenüber Krankheiten. Die Reflexpunkte für die Eierstöcke der Frau und die Hoden des Mannes befinden sich an den Seiten beider Füße und an den Handgelenken. An den Handgelenken liegen die Punkte in den kleinen Grübchen unten an der Handaußenkante. An den Füßen befinden sich die Punkte für die Eierstöcke und Hoden in den Taschen unter den äußeren Knöcheln.

Beide Füße

TECHNIKEN

Die Reflexpunkte für die Eierstöcke und Hoden liegen bei Mann und Frau an den gleichen Stellen. Bei der Frau beziehen sich diese Punkte auf die Eierstöcke, beim Mann auf die Hoden. Stellen Sie sich den Hoden bzw. Eierstock vor, den Sie bearbeiten; atmen Sie beim Drücken des Reflexes ein und beim Loslassen aus. Beim Drücken der Punkte auf Überempfindlichkeit achten; dies kann ein Warnzeichen sein. Darauf achten, daß die Schmerzgrenze nicht überschritten wird, aber auch nicht zu schwach drücken.

DIE HÄNDE – Da wir zwei Eierstöcke bzw. zwei Hoden haben, liegen die Reflexpunkte an beiden Händen. Der linke Reflex stimuliert die linke Drüse, der rechte Reflex die rechte, jedoch ist es immer besser, beide Seiten zu stimulieren. Der Reflex befindet sich unterhalb der Außenkante der Hand am Handgelenk. Er liegt genau in der kleinen Vertiefung, die zwischen dem Handwurzelknochen unterhalb des kleinen Fingers und dem Unterarmknochen liegt. Zur Bearbeitung dieses Reflexpunktes die Handfläche nach unten drehen. Mit der anderen Hand das Handgelenk so umfassen, daß der Daumen oben und der Zeigefinger auf dem Reflex liegt. Gefühlvoll, aber nicht zu schwach mit dem Zeigefinger drücken, dann etwas nachlassen. Beim nächsten Mal etwas stärker drücken, dann den Druck wieder etwas verringern. Diesen Vorgang siebenmal an beiden Geschlechtsdrüsenreflexpunkten wiederholen, wobei man den Druck fortlaufend steigert und dazwischen jeweils etwas locker läßt. Erst dann überhaupt nicht mehr drücken, wenn die Bearbeitung abgeschlossen ist.

DIE FÜSSE – Die Reflexpunkte an beiden Füßen befinden sich genau in der Mitte der Vertiefung unter dem äußeren Knöchel. Dies ist ein sehr empfindlicher Bereich, so daß man hier vorsichtig arbeiten muß. Mit der gleichen Technik wie bei den Händen diesen Punkt an beiden Füßen siebenmal bearbeiten. Mit dem Daumen in der Vertiefung unter dem inneren Knöchel ein Widerlager bilden und mit dem Zeigefinger den Reflex kräftig drücken. Beim ersten Mal langsam und sanft drücken. Den Druck etwas verringern, dann den Zeigefinger erneut kräftig einsetzen. Bei jeder Druckanwendung den Druck fortlaufend steigern. Dazwischen geringfügig nachlassen, jedoch erst dann nicht mehr drücken, wenn die Bearbeitung der Eierstöcke und Hoden abgeschlossen ist.

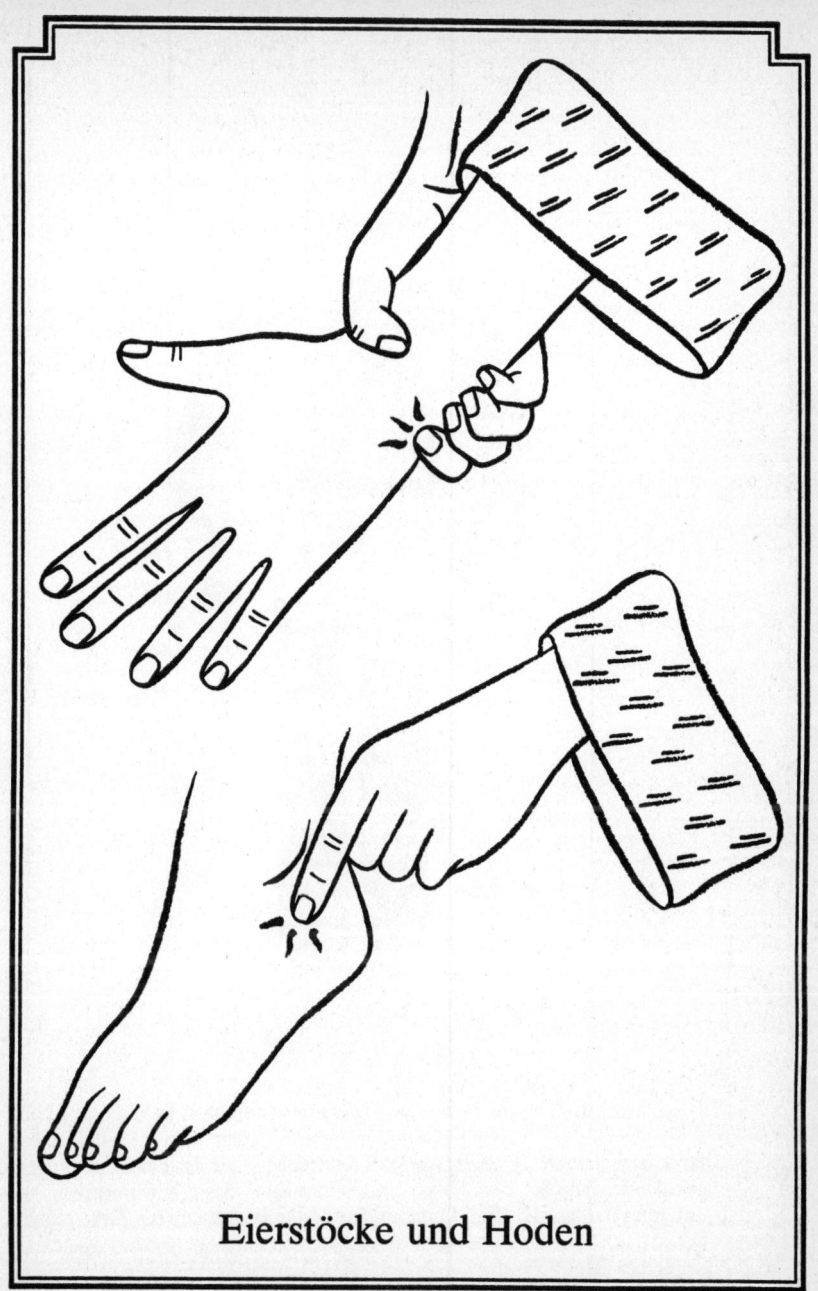

Eierstöcke und Hoden

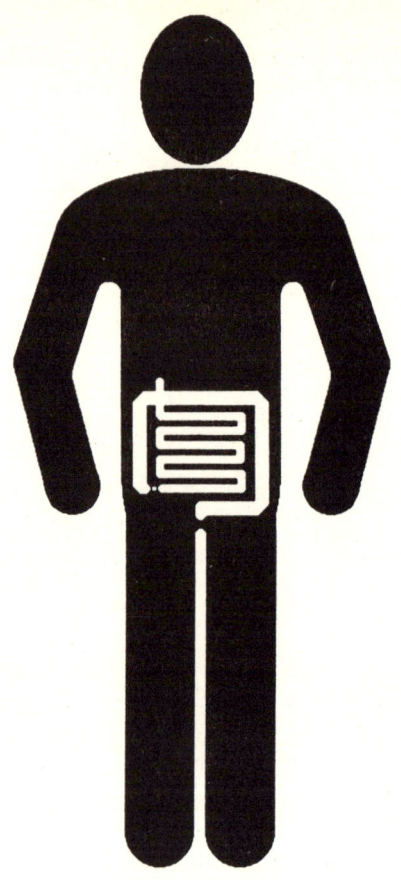

Eingeweide

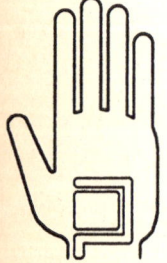

Linke Hand

Der Darm, das längste Organ des Verdauungsapparats, ist ein 6 m langer Schlauch. Er gliedert sich in Dünndarm und Dickdarm. Der Dünndarm hat etwa den halben Durchmesser des Dickdarms. Er ist ein 4 m langes, geknäueltes, mit Schleimhaut ausgekleidetes Rohr, das sich im mittleren und unteren Abdomen befindet und an den Seiten und oben vom 1½ m langen Dickdarm eingerahmt ist. Wenn die aufgenommenen Speisen den Magen als dicklicher Brei (Chymus) verlassen, gelangen sie in den Dünndarm. Hier zerlegen die Verdauungssäfte aus der Bauchspeicheldrüse und die Galle aus der Gallenblase sowie vom Dünndarm selbst abgesonderte Verdauungssäfte den Speisebrei in Nährstoffe und Wasser. Tausende winziger fingerförmiger Ausstülpungen, die Zotten, resorbieren Fettsäuren sowie wichtige fettlösliche Vitamine, u. a. Vitamin A, D, E und K. Die Muskulatur des Dünndarms führt wellenförmige Kontraktionen aus, die sog. Peristaltik, durch die der Speisebrei weitergeschoben wird, während die Nährstoffe sowie der größte Teil des Wassers resorbiert und dem Körper zur Verwertung zugeführt werden.

Nicht verdautes Material, wie z. B. die Fasern von Obst und Gemüse, kommt über die Ileozaekalklappe in den Dickdarm. Die Ileozaekalklappe spielt eine sehr wichtige Rolle, da sie den Rückfluß von Kot und Bakterien in den Dünndarm verhindert. Das unverdaute Material, das in den Dickdarm kommt, wird zunächst im aufsteigenden Dickdarm, der sich an der rechten Bauchseite befindet, nach oben gedrückt. Unterhalb der Leber bildet der aufsteigende Dickdarm eine Krümmung und geht in das Querkolon über. Dieses verläuft quer über den Bauchraum nach links und geht dort als absteigender Dickdarm nach unten. Im unteren Bauchraum bildet er eine S-förmige Schleife, die Sigmaschleife. Diese schließt an den Mastdarm an, den letzten Abschnitt des Dickdarms, und endet im After, durch den schließlich die unverdaulichen Nahrungsreste ausgeschieden werden.

Der Darm ist den verschiedensten Erkrankungen ausgesetzt. Der gesamte Verdauungstrakt ist anfällig für Entzündungen, die durch Infektionen, Blockierung oder Streß ausgelöst werden können. Tumoren und Polypen können in den Eingeweiden wachsen, und Dickdarm und Rektum werden neben der Haut in der westlichen Welt am häufigsten von Krebs befallen. Parasiten wie Amöben, Bandwürmer und Spulwürmer können sich in den Eingeweiden ansiedeln und die verschiedensten Beschwerden verursachen. Zwei der häufigsten Darmerkrankungen sind Verstopfung, die Erschlaffung oder Trägheit des Darms, und Diarrhöe, sehr dünnflüssiger Kot, der zu plötzlichem und häufigem Stuhlgang führt.

Die Regulierung der Eingeweide fördert die allgemeine Gesundheit und das körperliche Wohlbefinden. Die Bearbeitung der Reflexe des Dünndarms und Dickdarms sowie der Ileozaekalklappe regt die Eingeweide zu einer wirksamen Verwertung der Nährstoffe und zu einer regelmäßigen Entleerung an. Da die Eingeweide einen sehr großen Teil des Bauchraums einnehmen, sind ihre Reflexe auf den Handflächen und Fußsohlen leicht zu finden. An beiden Händen umfaßt der Reflexbereich das untere Drittel der Handfläche; für die Ileozaekalklappe gibt es einen spezifischen Punkt an der Verlängerung des kleinen Fingers am Handballen. An den Füßen befinden sich die Darmreflexzonen an den Fußsohlen. Sie beginnen in der Nähe der Fersenkuppe und erstrecken sich etwa bis zur Fußmitte; der Punkt für die Ileozaekalklappe liegt in der Nähe der rechten Fersenkuppe in der Verlängerung der kleinen Zehe.

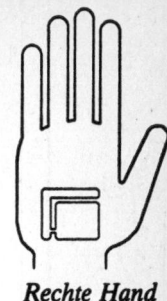

Rechte Hand

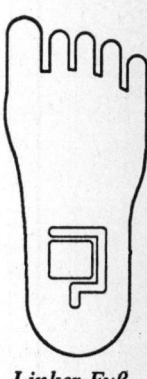

Linker Fuß

Rechter Fuß

TECHNIKEN

Bei der Bearbeitung der Darmreflexzonen möglichst beide Seiten behandeln und insbesondere auf den Ileozaekalreflex achten. Schmerzen oder Überempfindlichkeit im Reflexbereich sind immer ein Alarmzeichen, da sie auf eine Störung im Verdauungstrakt hinweisen, die seine Funktion beeinträchtigen können. Die Reflexzone spiralförmig im Uhrzeigersinn und von der Mitte ausgehend bearbeiten. Stellen Sie sich bei der Reflexzonenarbeit den gesamten Darmtrakt und seine Verdauungsaufgaben vor. Beim Drücken des Reflexes einatmen und beim Verringern des Drucks ausatmen.

DIE HÄNDE – Die Darmreflexzonen an den Händen bedecken einen relativ großen Bereich. Man findet sie im unteren Drittel über die ganze Breite der Hand. Der spezifische Reflex für die Ileozaekalklappe befindet sich in der Mitte des rechten Handballens direkt unterhalb der Falte zwischen Ringfinger und kleinem Finger. Mit Zeige-, Mittel- und Ringfinger von der Mitte ausgehend mit kräftigem, rollendem Druck in einer Spirale im Uhrzeigersinn nach außen arbeiten. Zur Behandlung des Ileozaekalreflexes mit dem Zeigefinger Druck ausüben. Mit sanftem Druck beginnen, etwas nachlassen, dann wiederum etwas kräftiger drücken. Den gesamten Darmreflex siebenmal bearbeiten; dabei den Druck von Mal zu Mal steigern. Erst dann keinen Druck mehr anwenden, wenn die Bearbeitung der Darmzone abgeschlossen ist.

DIE FÜSSE – An den Fußsohlen beginnt der Darmreflexbereich jeweils in der Nähe des höchsten Punkts des Fersenballens und erstreckt sich von dort bis etwa über die Mitte der Fußsohle sowie von der Innenkante zur Außenkante. Der spezifische Reflex für die Ileozaekalklappe liegt auf der rechten Fußsohle in der Nähe des höchsten Punkts des Fersenballens und genau unterhalb der Falte zwischen vierter und fünfter Zehe. Mit dem Daumen kräftigen, kreisenden Druck auf diesen Bereich sowie direkt auf den Punkt der Ileozaekalklappe ausüben. In der Mitte des Bereichs beginnen und im Uhrzeigersinn in einer Spirale zur Peripherie arbeiten. Mit sanftem Druck beginnen, dann etwas nachlassen und erneut etwas kräftiger drücken. In dieser Weise die gesamte Darmreflexzone siebenmal bearbeiten. Den Druck fortlaufend steigern und erst dann aufhören zu drücken, wenn die Behandlung der Darmzone abgeschlossen ist.

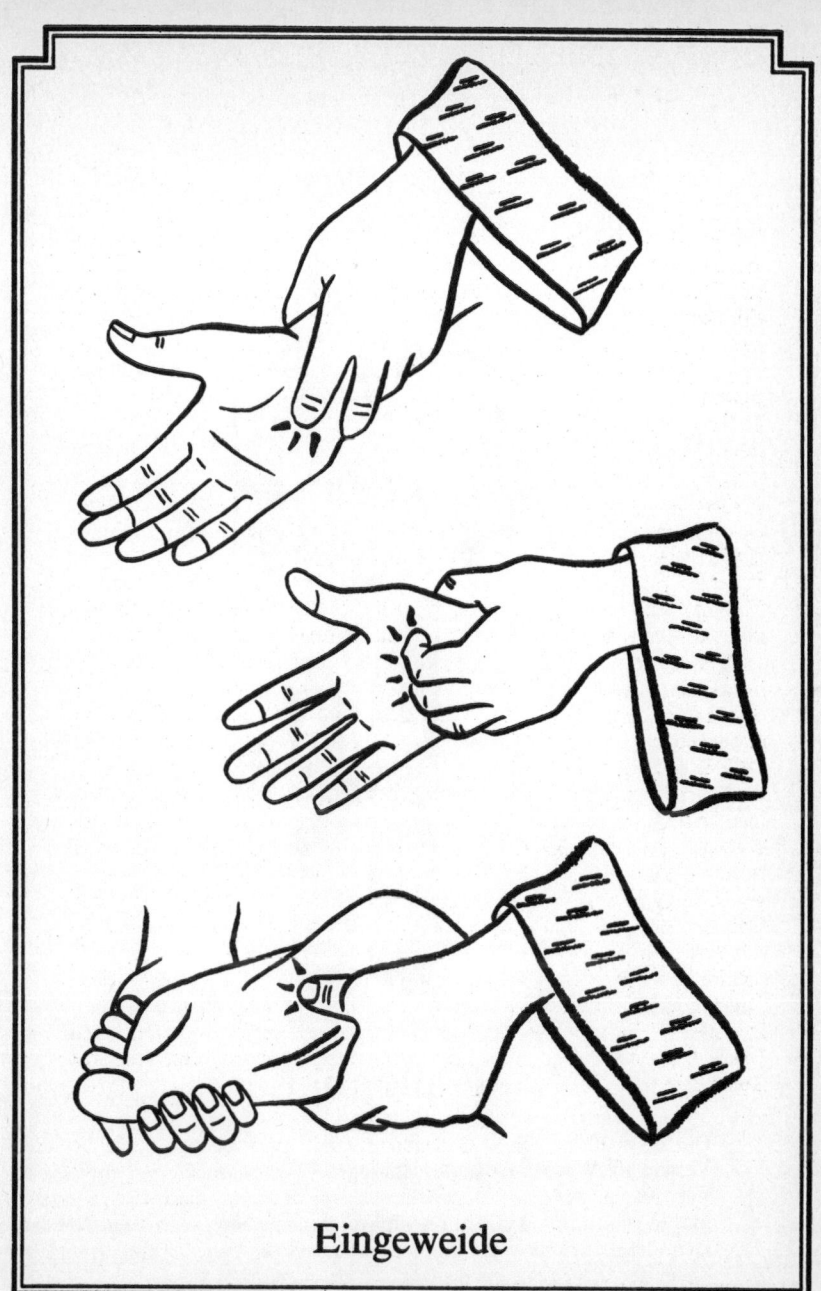

Eingeweide

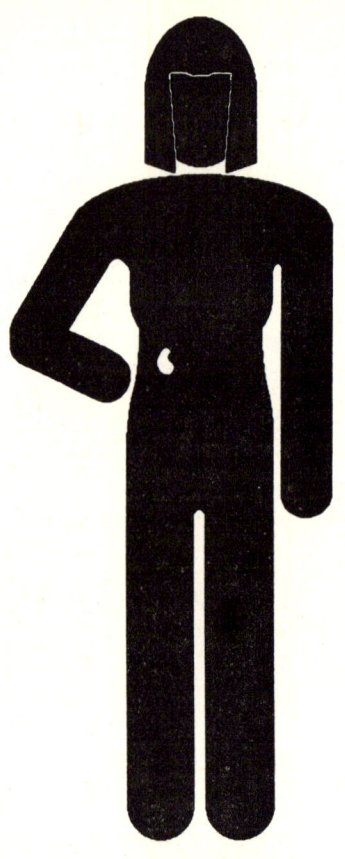

Gallenblase

Die etwa 10 cm lange Gallenblase spielt eine wichtige Rolle bei der Verdauung. Wenn die gekaute Nahrung im Magen angelangt ist, wird sie mit Verdauungssaft vermischt. 3–4 Stunden später werden die Speisen aus dem Magen gedrückt und in den Zwölffingerdarm entleert, denjenigen Teil des Dünndarms, der mit dem Magen verbunden ist. Zu diesem Zeitpunkt erhält die in der Nähe gelegene Gallenblase ein chemisches Signal.

Die Gallenblase, die die von der Leber abgesonderte Galle speichert, entläßt diese nun in den Zwölffingerdarm. Die Galle emulgiert Nahrungsfette, so daß sie vom Körper aufgenommen werden können, und ist für die Resorption wichtiger fettlöslicher Vitamine wichtig. Solche Vitamine sind u. a.: Vitamin A, das für gutes Sehen bei Nacht, gesunde Haut und Haare und die Verhütung von Karies wichtig ist; Vitamin D, das die Knochen und Zähne gesund erhält; Vitamin E, das die Oxidation ungesättigter Fette verhindert und dadurch das Gewebe straff erhält und verjüngt, und Vitamin K, das eine entscheidende Rolle bei der normalen Blutgerinnung spielt. Daneben wirkt Galle als Desodorans und mildes Abführmittel, indem sie die Eingeweide zum Weitertransport der aufgenommenen Nahrung anregt, so daß diese nicht ruhen und zu gären beginnen kann.

Die Gallenblase ist ein birnenförmiger Behälter hinter dem rechten Leberlappen. Die goldgelbe Gallenflüssigkeit wird von der Leber bereitet und in der Gallenblase gespeichert und konzentriert, bis sie benötigt wird. Wenn die Galle zu stark konzentriert ist, können kleine Teilchen zu Kristallisationskernen für Gallensteine werden. Im Durchschnitt leidet jeder Zehnte an Gallensteinen, bei den über 40jährigen beträgt der Anteil sogar 20%. Manche Gallensteine verursachen keine Beschwerden (stumme Gallensteine), andere machen sich durch heftigste Schmerzen bemerkbar.

Die beiden häufigsten Steinarten sind der Kalkstein und der Cholesterinstein. Ihre Entstehung ist nicht völlig geklärt; die Behandlung besteht meist in einer operativen Entfernung, insbesondere bei Kalksteinen. Cholesterinsteine können in neuerer Zeit auch medikamentös behandelt werden. In einer Untersuchung der Mayo-Klinik über einen Zeitraum von 15 Jahren wurde festgestellt, daß durch orale Einnahme von Galle Cholesterinsteine aufgelöst werden können. Der Wirkungsmechanismus könnte entweder darauf beruhen, daß die Leber zu vermehrter Absonderung von Gallensäuren angeregt wird, oder darauf, daß sie die Absonderung von Cholesterin einstellt.

Die Bearbeitung des Gallenblasenreflexes kann die Galle gesund und aktiv erhalten. Eine aktive Gallenblase spült sich selbst durch und bildet weniger leicht Gallenschlamm. Wenn Gallensteine vorhanden sind, kann die Stimulierung der Gallenreflexpunkte dem Auftreten schmerzhafter Koliken vorbeugen, da sich die Gallengänge so weit entspannen, daß die Steine in den Dünndarm hindurchtreten und den Körper verlassen können.

Da die Gallenblase auf der rechten Körperseite liegt, befinden sich die Reflexpunkte nur auf der rechten Hand und am rechten Fuß. An der Hand befindet sich der Punkt auf der Handfläche in der Vertiefung zwischen Ringfinger und kleinem Finger etwa auf einem Drittel der Strecke zwischen der Basis der Finger und dem Handgelenk. Am Fuß befindet sich dieser Punkt an der Fußsohle fast genau unterhalb der Vertiefung zwischen der vierten und fünften Zehe etwa auf halbem Wege zur Ferse.

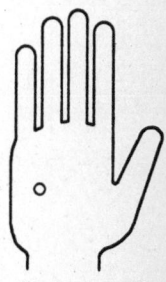

Rechte Hand

Rechter Fuß

TECHNIKEN

Der Gallenblasenreflex an der Hand und am Fuß ist ein ziemlich kleiner und engumschriebener Punkt. Beim Drücken dieses Reflexes auf überhöhte Empfindlichkeit achten. Den Punkt langsam und bewußt bearbeiten, jedoch Schmerzgrenze beachten. Stellen Sie sich bei der Bearbeitung des Reflexes die Gallenblase vor, die ihre Funktionen voll erfüllt. Stimmen Sie Ihren Atem auf die Bearbeitung ab, indem Sie beim Drücken des Reflexes einatmen und beim Verringern des Drucks ausatmen.

DIE HAND – Zum Auffinden des Gallenblasenpunkts gehen Sie mit dem Daumen an Ihrer rechten Handfläche von der Vertiefung zwischen Ringfinger und kleinem Finger langsam nach unten. Bleiben Sie an der Stelle stehen, die sich auf einem Drittel der Entfernung zwischen Ihren Fingern und Ihrem Handgelenk befindet. Dies ist der Gallenreflexpunkt. Mit dem Daumen kräftig an dieser Stelle drücken. Dies siebenmal wiederholen. Beim ersten Mal zunächst langsam und sanft drücken, dann den Druck etwas verringern. Nicht ganz aufhören zu drücken, sondern nur etwas nachlassen. Bei den folgenden Malen den Druck jeweils steigern und zwischen den Druckanwendungen nur ein wenig nachlassen; erst dann nicht mehr drücken, wenn die Bearbeitung abgeschlossen ist.

DER FUSS – Zum Auffinden des Gallenpunktes mit dem Daumen an der Sohle des rechten Fußes von der Vertiefung zwischen der vierten und fünften Zehe nach unten gehen. An dem Punkt kurz vor der Mitte zwischen Ihren Zehen und der Ferse stehenbleiben: Dies ist der Gallenblasenreflexpunkt. Mit dem Daumen diesen Punkt kräftig drücken. Den Vorgang mit der gleichen Technik wie bei der Hand siebenmal wiederholen. Beim ersten Mal zunächst langsam und sanft drücken, dann etwas nachlassen. Nicht ganz aufhören zu drücken, nur den Druck etwas verringern. Beim zweiten Mal etwas stärker drücken. Wiederum etwas nachlassen. Bei den nächsten Malen den Druck fortlaufend steigern und dazwischen etwas nachlassen. Erst dann ganz aufhören zu drücken, wenn die Bearbeitung abgeschlossen ist.

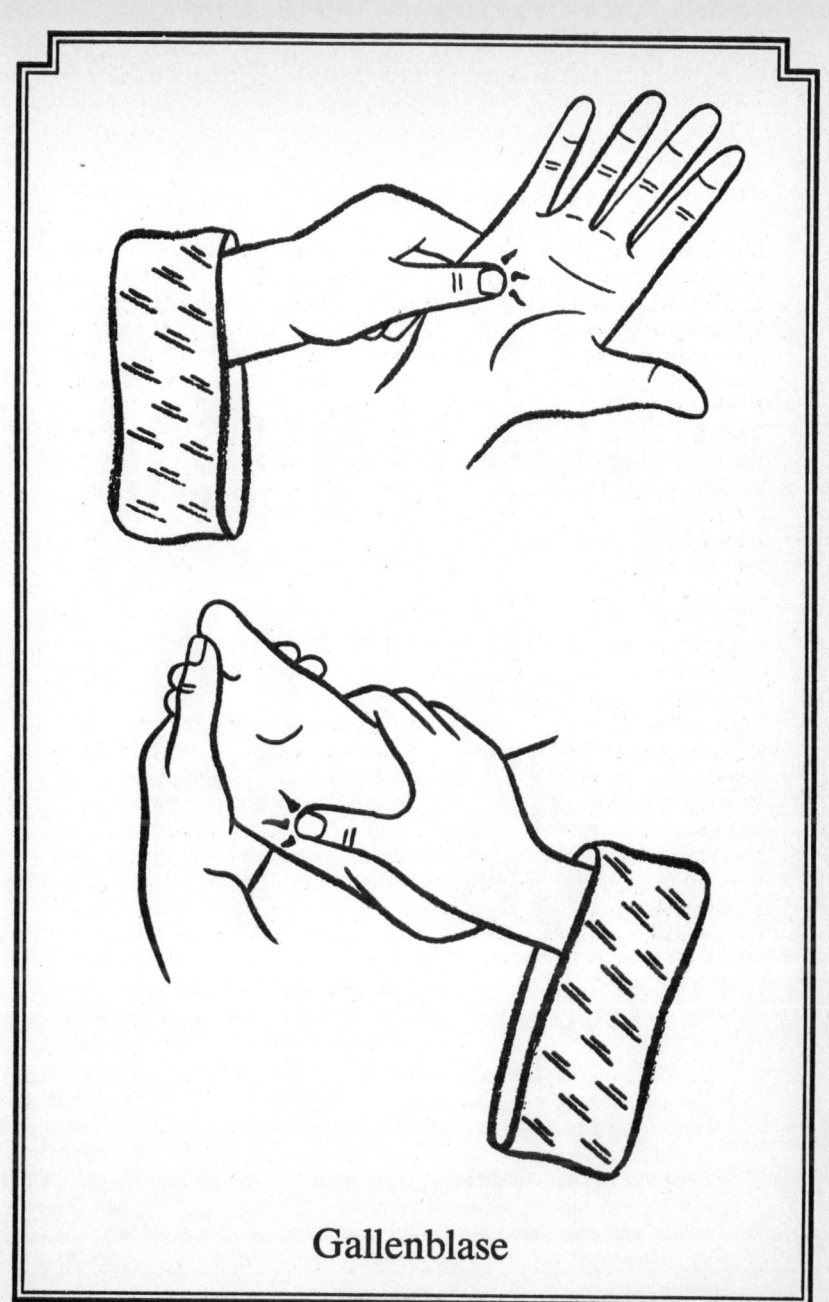

Gallenblase

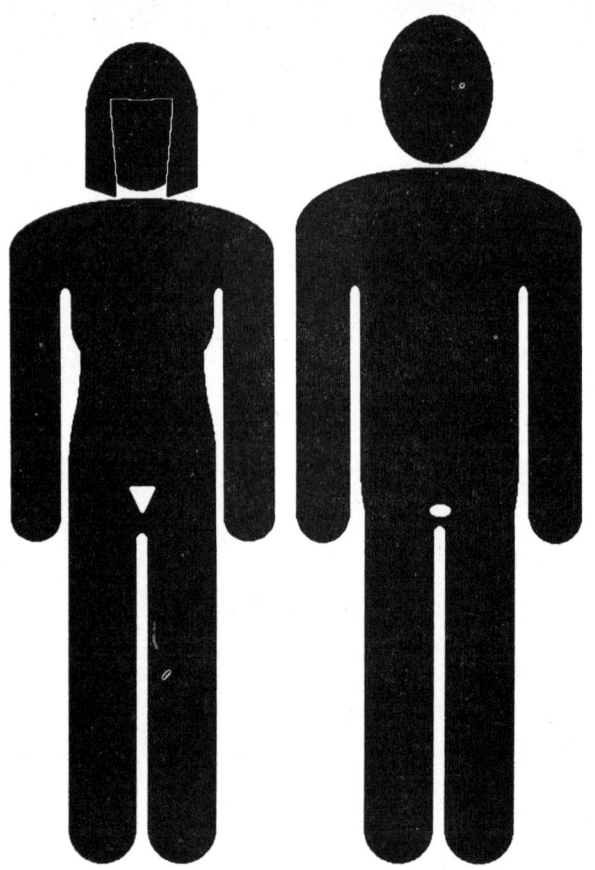

Gebärmutter und Prostata

Die Gebärmutter (Uterus) ist das weibliche Geschlechtsorgan, das die reifen Eier der Eierstöcke aufnimmt. Wenn ein befruchtetes Ei in die Gebärmutter eintritt, wird es dort von der Gebärmutterschleimhaut aufgenommen und ernährt, so daß sich daraus ein Kind entwickeln kann. Die Prostata ist die Entsprechung der Gebärmutter beim Mann. Sie ist kein Speicherorgan für den Samen, sondert jedoch eine basische Flüssigkeit ab, die den Samen schützt und ernährt, so daß er nach der Ejakulation durch die Scheide und den Uterus zu den Eileitern wandern kann, um dort ein reifes Ei zu befruchten.

Die Prostata ist teils ein Muskel, teils eine Drüse. Beim gesunden Mann hat sie die Gestalt und Größe einer großen Kastanie; sie kann jedoch bei Infektionen anschwellen. Bei Männern im fünften Lebensjahrzehnt kommt es häufig zu einer Vergrößerung der Prostata und zu Prostatakrebs. Die Gründe hierfür sind nicht bekannt, jedoch spielen sicher die altersbedingten hormonellen Umstellungen eine Rolle.

Die Gebärmutter, die etwa die Gestalt einer umgedrehten Birne hat, besteht überwiegend aus dicker Muskulatur. Sie gliedert sich in Gebärmutterhals und Gebärmutterkörper. Der Gebärmutterhals ist ein enger Hohlzylinder, durch den das Menstruationsblut austritt, die Samenfäden in die Gebärmutter eindringen und das Kind bei der Geburt hindurchtreten muß. Der Raum innerhalb des runden Uteruskörpers ist eigentlich sehr klein und hat die Gestalt eines auf die Spitze gestellten Dreiecks. Die beiden oberen Ecken führen zu den Eileitern, durch die ein reifes Ei aus dem Eierstock nach unten wandert, während die untere Ecke im Gebärmutterhals ausläuft. Dieses Dreieck ist mit einer Schleimhaut ausgekleidet, die das befruchtete Ei aufnimmt. Wenn das Ei nicht befruchtet ist, erhält die Gebärmutter ein Signal zur Abstoßung der Auskleidung und des Eis, wodurch es zu den periodisch auftretenden Blutungen kommt. Wenn das Ei befruchtet ist, wächst die Schleimhaut, und das Ei entwickelt sich zum Fötus. Wenn der Fötus ausgereift ist, treten an der Gebärmuttermuskulatur Kontraktionen auf, die das Kind durch Gebärmutterhals und Scheide austreiben und ans Licht der Welt befördern.

Die Prostata liegt unter der Harnblase. Sie umschließt teilweise die Harnröhre, durch die der Urin ausgeschieden wird. Wenn sich die Prostata vergrößert, kann dadurch der Harnstrom behindert oder völlig gehemmt werden, was erhebliche Beschwerden macht und die körperliche Gesundheit insgesamt bedroht. Behandelt wird eine vergrößerte Prostata meist entweder mit weiblichen Geschlechtshormonen oder auf operativem Wege. Früher war bei Prostataoperationen eine Schädigung von Nerven unvermeidlich, so daß es zu Impotenz kam; durch die Fortschritte der Mikrochirurgie ist dies jedoch heute meist nicht mehr der Fall.

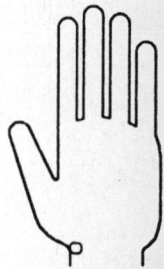

Beide Hände

Zu den häufigsten Erkrankungen der zwischen Blase und Mastdarm liegenden Gebärmutter gehören Infektionen, Polypen, Zysten, Fibrome, Krebs und der sog. Vorfall, wobei aufgrund einer Schwäche der Unterleibsmuskulatur die Gebärmutter nach unten tritt und der Gebärmutterhals vor die Vagina fällt. Viele dieser Erkrankungen können behandelt werden. Papanikolao-Abstriche dienen zur Früherkennung bestimmter Krebsarten.

Die Bearbeitung der Gebärmutter- bzw. Prostatareflexe kann dazu beitragen, daß diese Organe in optimalem Zustand bleiben, damit sie ihre Fortpflanzungsfunktionen erfüllen und Krankheiten widerstehen können. Die Reflexe für die Gebärmutter bei Frauen bzw. die Prostata bei Männern liegen an der gleichen Stelle, nämlich an den Seiten beider Füße und Handgelenke. An den Füßen liegen die Punkte in den Taschen unterhalb der inneren Knöchel, an den Händen in den kleinen Vertiefungen an der Handinnenkante unterhalb des Daumens.

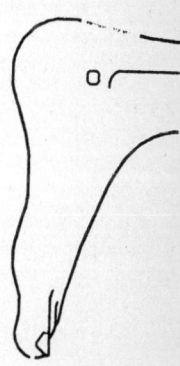

Beide Füße

TECHNIKEN

Die Reflexpunkte für Gebärmutter und Prostata an Händen und Füßen liegen an den gleichen Stellen. Bei der Frau gelten diese Punkte für die Gebärmutter, beim Mann für die Prostata. Wenn man sich auf diese Stellen konzentriert, erhält man die direktesten Ergebnisse; da diese jedoch nur Teile der Fortpflanzungsorgane betreffen, empfiehlt es sich, auch die Reflexe der zugeordneten Organe zu bearbeiten. Während der ersten Male die Punkte sehr vorsichtig bearbeiten, insbesondere bei einer Schwangerschaft. Stellen Sie sich die Gebärmutter bzw. Prostata vor, und atmen Sie beim Drücken des Reflexes ein und beim Nachlassen des Drucks aus. Bei der Bearbeitung der Punkte auf jede Überempfindlichkeit achten, da dies ein Hinweis sein kann, daß etwas nicht in Ordnung ist. Bei den Druckanwendungen Schmerzgrenze nicht überschreiten.

DIE HÄNDE – Da sich Gebärmutter und Prostata in der Körpermitte befinden, liegen die Reflexpunkte an beiden Händen. Es sollten möglichst jeweils die Punkte an beiden Händen bearbeitet werden. Der Reflex liegt an der Basis der Handfläche, d. h. eigentlich am Handgelenk, in der kleinen Vertiefung, die von den Knochen an der Basis der Handfläche genau unterhalb des Zeigefingers und dem Knochen am Unterende des Arms gebildet wird. Das Handgelenk so umfassen, daß der Zeigefinger auf dem Reflex liegt. Mit dem Zeigefinger sanft, aber nicht zu schwach drücken, dann den Druck etwas verringern. Beim nächsten Drücken etwas mehr Kraft aufwenden, dann ein wenig nachlassen. Dies bei jedem Reflexpunkt siebenmal wiederholen. Den Druck nach und nach steigern und dazwischen ein wenig nachlassen, jedoch erst dann aufhören zu drücken, wenn die Bearbeitung abgeschlossen ist.

DIE FÜSSE – Die Reflexpunkte von Gebärmutter und Prostata an den Füßen liegen in den Vertiefungen unterhalb der inneren Knöchel etwas oberhalb der Mitte der Vertiefungen. Dies sind außerordentlich empfindliche Punkte, so daß hier sehr vorsichtig gearbeitet werden muß. Stets den linken und den rechten Fuß bearbeiten. Mit der gleichen Technik wie bei den Händen diese Punkte siebenmal stimulieren. Den Daumen in die Vertiefung unter dem inneren Knöchel legen und auf den Reflex drücken. Beim ersten Mal langsam und sanft drücken. Den Druck etwas verringern, dann den Daumen erneut einsetzen. Bei den nächsten Malen den Druck jeweils steigern und dazwischen etwas lockerlassen, jedoch erst dann ganz aufhören zu drücken, wenn die Bearbeitung der Gebärmutter- und Prostatareflexe abgeschlossen ist.

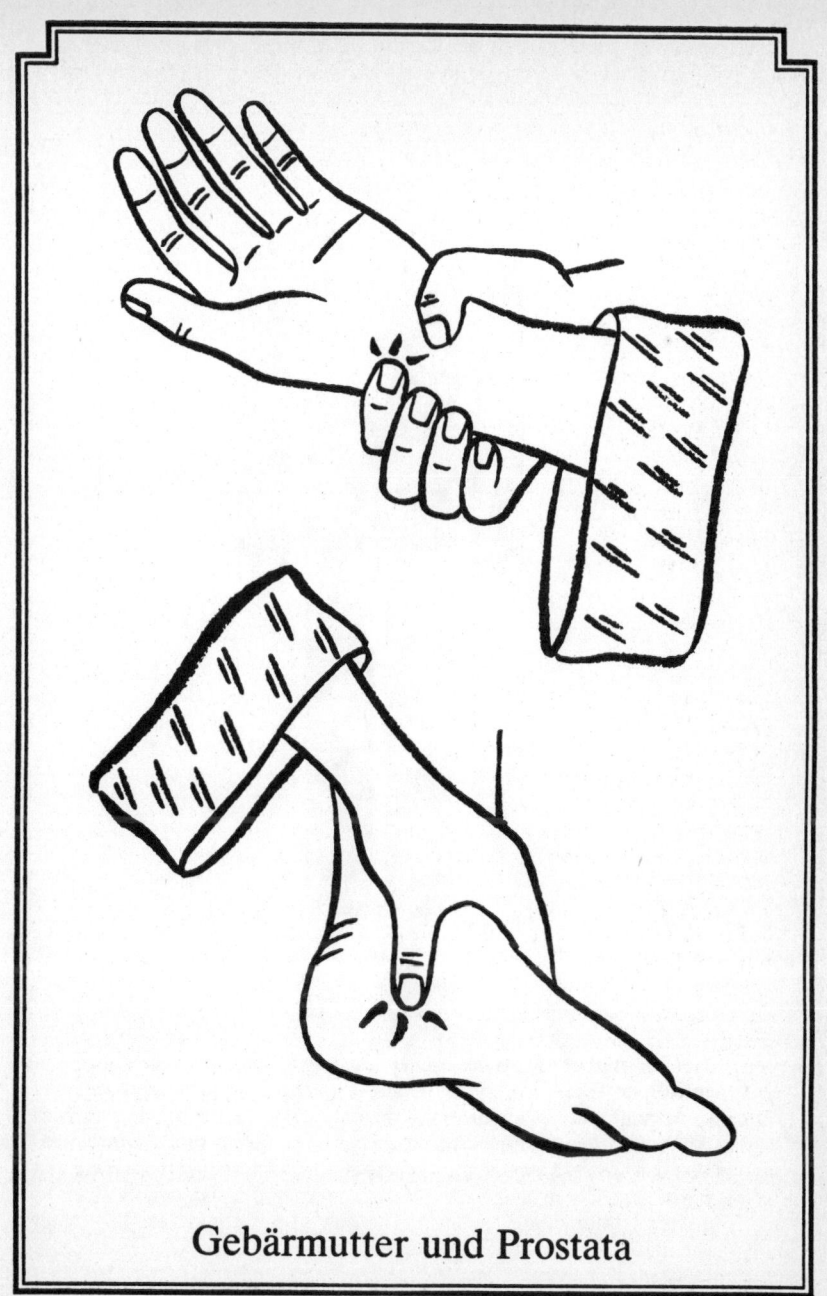

Gebärmutter und Prostata

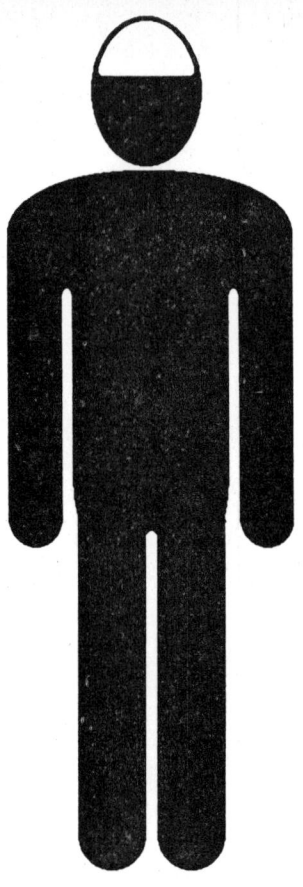

Gehirn

Das Gehirn ist der Zentralcomputer und das Steuerzentrum für den gesamten Körper. Eigenartigerweise steuert die rechte Hirnhemisphäre die linke Körperhälfte, die linke Hirnhemisphäre die rechte Körperhälfte. Mit über 100000 verschiedenen elektrochemischen Reaktionen pro Sekunde speichert das Gehirn Denkinhalte, steuert den Herzschlag, verarbeitet die von Augen und Ohren aufgenommenen Sinnesreize, nimmt täglich über 85 Millionen Informationsbits auf – und dies ist nur ein kleiner Teil seiner Aktivitäten. Viele Funktionen des Gehirns sind noch ungeklärt. Es ist heute wohl der am intensivsten untersuchte Körperteil, und jedes Jahr werden über

500000 Forschungsberichte veröffentlicht, die sich mit seinen ungelösten Rätseln befassen.

Das in der Schädelhöhle befindliche Gehirn schwimmt in Gehirn-Rückenmarksflüssigkeit, die es gegen Stöße abpolstert. Es lassen sich mehrere Gehirnabschnitte unterscheiden. Das verlängerte Mark (Medulla oblongata) steuert reflektorisch lebenswichtige Körperfunktionen wie z. B. Herzschlag und Atmung; das Kleinhirn steuert das Körpergleichgewicht und koordiniert die Muskelbewegungen; der Hypothalamus regelt den Wasserhaushalt des Körpers, die Körpertemperatur und den Wach-Schlaf-Rhythmus sowie grundlegende Triebe wie Hunger, Freude, Zorn und den Geschlechtstrieb. Der größte Teil des Gehirns, an den man bei dem Wort Gehirn vor allem denkt, ist das Großhirn. Dieses steuert so unterschiedliche Vorgänge wie Sprache, Sinnesempfindungen, Bewußtsein, Persönlichkeit und Intellekt. Es besteht aus zwei Hemisphären, die man als linke und rechte Gehirnhälfte bezeichnet. Zwar haben die beiden Hemisphären viele gemeinsame Funktionen, jedoch haben die Forschungen der letzten 30 Jahre ergeben, daß die Gehirnhälften spezialisiert sind. Die linke Hemisphäre verarbeitet die aufgenommenen Informationen linear und ist Sitz der verbalen und analytischen Fähigkeiten wie Lesen, Schreiben, Sprache und Logik. Die rechte Hemisphäre verarbeitet die Informationen ganzheitlich und erfaßt nicht einzelne Gegenstände, sondern die Beziehungen zwischen den Dingen. Sie ist nonverbal und zuständig für räumliche Beziehungen, optische Eindrücke und Mustererkennung. Die rechte Gehirnhälfte kann zwar keine Sprache hervorbringen, aber verstehen. Bilder, die »vor dem geistigen Auge« erscheinen, stammen von der rechten Gehirnhälfte, ebenso das Personengedächtnis und die Wahrnehmung von Tiefe, Musik und Farbe.

Die neurologischen Funktionen des Gehirns können in vielfältiger Weise beeinträchtigt sein. Es kann sich um Degenerationskrankheiten wie die Alzheimer-Krankheit handeln, bei der Gedächtnisinhalte verlorengehen, und die Parkinson-Krankheit, bei der die Kontrolle der Muskeln degeneriert. Andere Erkrankungen sind traumatischer Art, wie z. B. die Gehirnerschütterung (ein vorübergehender Bewußtseinsverlust oder Schwindelanfall durch Gewalteinwirkung gegen den Kopf) oder der Gehirnriß, der zu bleibenden Schäden führen kann. Eine schwere neurologische Erkrankung ist der Gehirnschlag, eine plötzliche Unterbrechung des Blutkreislaufs im Gehirn. Der Gehirnschlag kann verursacht sein durch eine Embolie, den Verschluß einer Arterie durch einen Blutpfropf (eine Luftblase oder ein Fetteilchen) oder durch eine Blutung, die Ruptur eines Blutgefäßes im Gehirn, die häufig durch Bluthochdruck bedingt ist.

Die Bearbeitung der Reflexzonen des Gehirns kann die Gehirntätigkeit anregen und erhalten. Die Gehirnreflexzone an den Händen ist die Spitze der beiden Daumen. An den Füßen ist es die Spitze der beiden großen Zehen. Auch hier ist jedoch wieder die Tatsache zu berücksichtigen, daß die rechte Gehirnhälfte die linke Körperseite und die linke Hälfte des Gehirns die rechte Körperseite steuert; die Stimulierung der rechten Zehe oder des rechten Daumens wirkt sich also auf die linke Körperhälfte und die Stimulierung der linken Zehe oder des linken Daumens auf die rechte Körperhälfte aus.

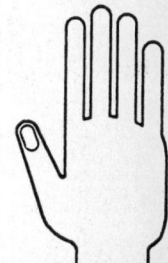

Beide Hände

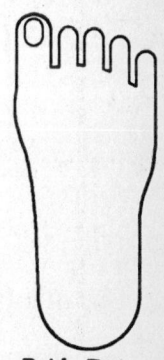

Beide Füße

TECHNIKEN

Zur Stimulierung der linken Gehirnhälfte die Reflexe der linken Hand oder des linken Fußes bearbeiten; zur Stimulierung der rechten Gehirnhälfte die Reflexe der rechten Hand oder des rechten Fußes bearbeiten. Die rechte Gehirnhemisphäre ist der Sitz von Funktionen wie dem Raumsinn und der Kreativität, während die linke Hemisphäre der Sitz der analytischen Fähigkeiten und der Sprache ist. Wie bereits gesagt: Bei der Bearbeitung der Gehirnreflexe ist zu beachten, daß das Gehirn seitenverkehrt auf den Körper wirkt – die rechte Hälfte beeinflußt die Funktionen der linken Körperseite, die linke Hälfte die Funktionen der rechten Körperseite. Stellen Sie sich denjenigen Gehirnteil vor, den Sie bearbeiten, und regeln Sie die Atmung. Beim Drücken des Reflexes einatmen, beim Loslassen ausatmen. Auf empfindliche Stellen achten – dies kann ein Hinweis auf eine Erkrankung sein. Beim Bearbeiten der Zone Schmerzgrenze beachten.

DIE HÄNDE – Die Gehirnreflexzone an beiden Händen ist die Spitze des Daumens und der Bereich unterhalb davon. Nehmen Sie die Daumenspitze zwischen Ihren Daumen und den Zeigefinger. Den gesamten Bereich um die Daumenspitze mit kräftigem kreisendem Druck bearbeiten. Diesen Vorgang siebenmal wiederholen. Zuerst gefühlvoll, aber nicht zu zaghaft drücken und kreisen, dann den Druck etwas verringern. Nicht vollständig loslassen, sondern nur etwas nachlassen. Bei jedem kreisenden Drücken den Druck etwas steigern und immer nur ein wenig nachlassen, bis der Bearbeitungszyklus beendet ist.

DIE FÜSSE – An beiden Füßen liegt die Reflexzone des Gehirns an der Spitze der großen Zehe und etwas unterhalb davon. Die Zehe zwischen Daumen und Zeigefinger nehmen und den ganzen Reflexzonenbereich mit kreisendem Drücken bearbeiten. Diesen Vorgang mit der gleichen Technik wie bei der Hand siebenmal wiederholen. Zuerst gefühlvoll, aber nicht zu leicht drücken und kreisen, dann den Druck etwas verringern. Beim zweiten Drücken etwas mehr Druck anwenden, dann wieder nachlassen. Den Druck bei jeder Wiederholung steigern und erst dann ganz loslassen, wenn die Bearbeitung der Gehirnreflexzone abgeschlossen ist.

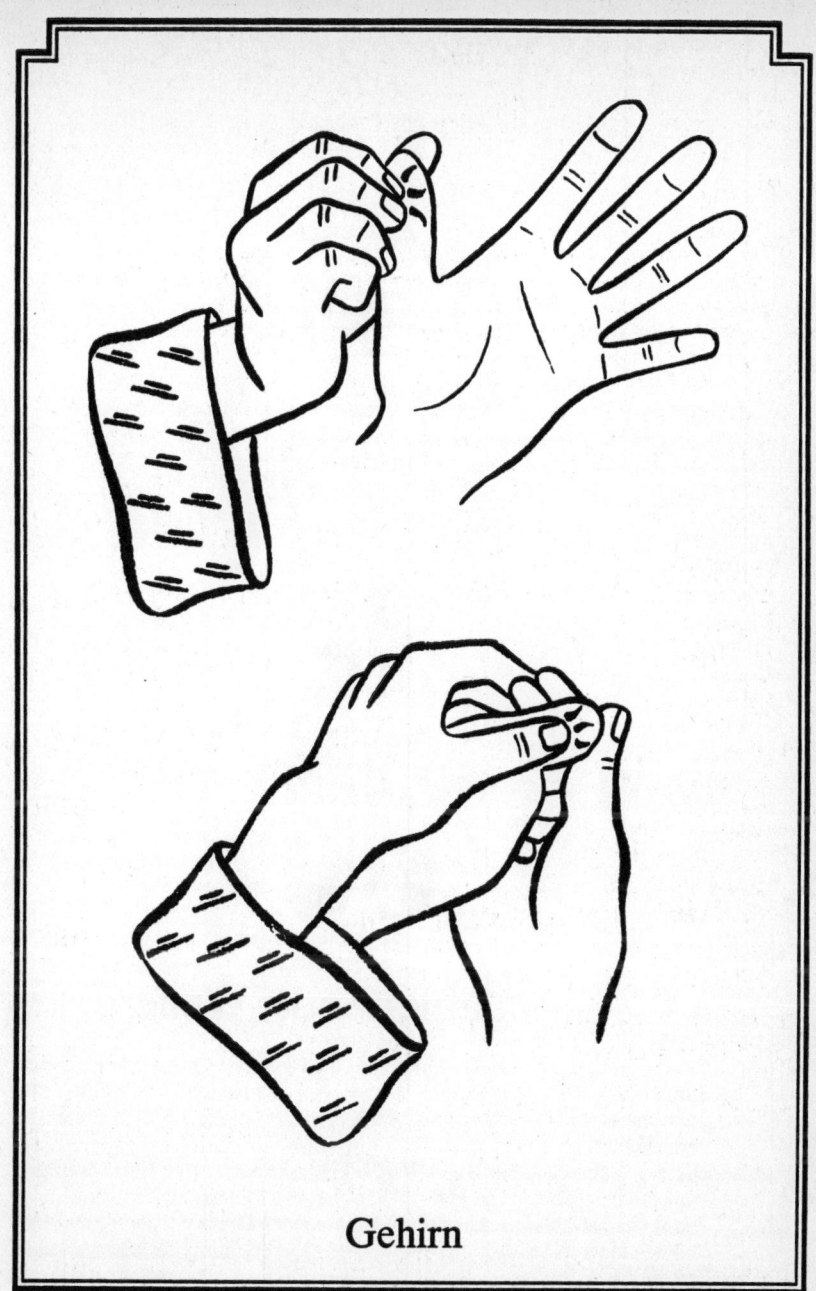

Gehirn

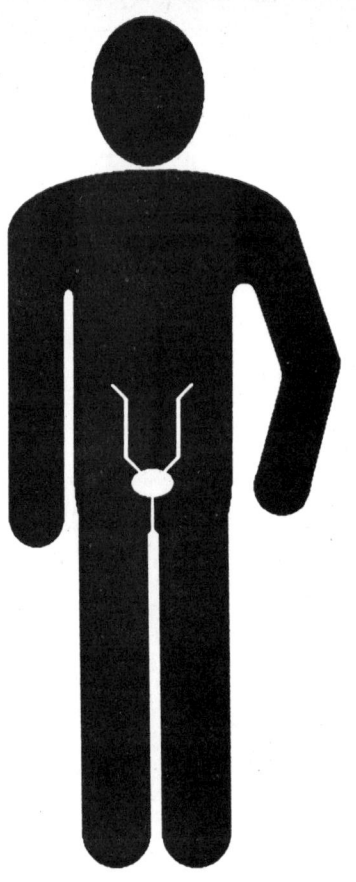

Harnableitende Wege

Blase, Harnleiter und Harnröhre tragen die Hauptlast der Ausscheidung von Stoffwechselprodukten aus dem Körper. Aus den Nieren, die die Giftstoffe, überschüssigen Salze und organischen Abbauprodukte aus dem Blutstrom herausfiltern, gelangen diese Stoffe in Form von Harn in die Harnleiter. Diese drücken den Harn durch Muskelkontraktionen in die Harnblase, und zwar in einer Menge von etwa 30 Tropfen pro Minute.

Der in der Harnblase gesammelte Urin übt einen Druck auf die Blasenwand und den inneren Schließmuskel aus, einen glatten, unwillkürlichen Muskel, der die Funktion eines Ventils hat. Vier- bis sechsmal täglich, wenn der individuell spezifische Druck erreicht ist, wird die Blase durch ein chemisches Signal veranlaßt, ihren Inhalt zu entleeren. Der innere Schließmuskel entspannt sich und gibt dem Harn den Weg zum äußeren Schließmuskel frei, einem willkürlichen Muskel, der unserer bewußten Kontrolle unterliegt. Der äußere Schließmuskel zieht sich zusammen und hält den Harn zurück, bis wir eine Gelegenheit finden, ihn zu entleeren. Dann entspannt sich der Schließmuskel, und der Harn fließt durch die Harnröhre ab und verläßt den Körper. Die gelbe Farbe des Harns rührt von Gallenflüssigkeit aus der Leber her. Er ist normalerweise steril und geruchlos, bis er durch die Harnröhre fließt. Dort sind Mikroorganismen angesiedelt, die den Harn in Abbauprodukte wie z. B. Ammoniak zerlegen, die ihm den typischen Geruch verleihen.

Die Harnleiter sind zwei muskulöse Schläuche von etwa Bleistiftstärke und 25–30 cm Länge. Sie verbinden die Nieren mit der Blase, einem ballonartigen Behälter, der bei normaler Füllung etwa 500 ml Harn enthält. Die Blase entleert sich über die Harnröhre, die bei der Frau etwa 2,5–4 cm lang ist. Beim Mann ist die Harnröhre etwa 20–25 cm lang und leitet den Samen wie auch den Urin aus dem Körper.

Es gibt eine Vielzahl möglicher Erkrankungen der harnableitenden Wege. Zystitis ist eine bei Frauen relativ häufige Entzündung der Blase, verursacht durch aus der Umwelt oder auf sexuellem Wege übertragene Organismen, die die kurze Harnröhre hinaufwandern. Blasensteine stammen entweder von den Nieren her oder werden wegen zu starker Harnkonzentration in der Harnblase selbst gebildet. Sie können die Größe eines mikroskopisch kleinen Kristalls, aber auch eines Hühnereis haben und zwingen jährlich Tausende von Bürgern zu einem Klinikaufenthalt. Harninkontinenz, das Unvermögen, den Harn zurückzuhalten, kann auf eine schwangerschafts- oder geburtsbedingte Schwächung der Becken- und Schließmuskeln oder auf eine konstitutionelle Schwäche der Blasenschließmuskeln zurückzuführen sein. Sie kann auch eine normale Alterserscheinung sein. Unspezifische Urethritis ist eine überwiegend bei Männern auftretende Entzündung der Harnröhre. Ihre Ursachen sind nicht ganz geklärt, jedoch scheinen bestimmte Bakterien (Chlamydien) und ähnliche Organismen häufig eine Rolle dabei zu spielen.

Derzeit gibt es keine dauerhafte Heilung von Blasensteinen. Die Bearbeitung der Blasen-Reflexzonen kann jedoch die Blase aktivieren und zu regelmäßiger Entleerung anregen, so daß kleinere Steine ausgeschieden werden und die Bildung eines übermäßig konzentrierten Urins verhindert wird. Außerdem kann dadurch eine Kräftigung der Schließmuskeln erreicht werden, wodurch dem gelegentlichen Auftreten von Inkontinenz vorgebeugt bzw. Inkontinenz beseitigt wird. Durch Anregung der Blutversorgung von Harnleitern, Harnblase und Harnröhre wird die Muskelentwicklung begünstigt und die Widerstandsfähigkeit gegenüber Infektionen gesteigert.

Die Reflexzonen für die harnableitenden Wege befinden sich auf den Handflächen beider Hände und den Sohlen beider Füße. Die Reflexzone der Hand erstreckt sich vom inneren Rand des Daumenballens bis zur äußeren unteren Kante der Handfläche. Am Fuß erstreckt sich die Zone von der Mitte der weichen Vertiefung des Fußgewölbes zur Innenkante des Fußes neben dem Fersenballen.

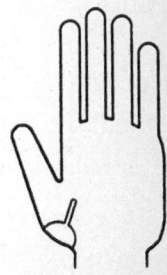

Beide Hände

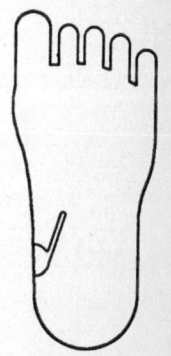

Beide Füße

TECHNIKEN

Zwischen Harnleitern, Blase und Harnröhre besteht eine enge Beziehung, und man stimuliert am besten in einer Sitzung die Reflexzonen für alle drei. Die Reflexzonen befinden sich auf den Händflächen beider Hände und den Sohlen beider Füße, da auch in beiden Körperhälften Harnleiter liegen. Weil die Blase und die Harnröhre in der Körpermitte liegen, sind auch die zugehörigen Reflexzonen auf die beiden Hände und die beiden Füße verteilt. Um optimale Ergebnisse zu erreichen, ist stets an beiden Körperhälften zu arbeiten.

DIE HÄNDE – Es bereitet keine Schwierigkeiten, die Reflexzonen für Harnleiter, Blase und Harnröhre auf der rechten und linken Handfläche zu finden. Man legt den Daumen in die Falte zwischen Zeige- und Mittelfinger und geht gerade nach unten in Richtung Handgelenk bis zum Innenrand des Daumenballens. Hier beginnt der Harnleiterreflex. Betrachten Sie diejenige Stelle der Handfläche, an der der Handballen in das Handgelenk übergeht. Links davon auf der linken Handfläche und rechts davon auf der rechten Handfläche befindet sich an der Handkante eine kleine Erhöhung. Dies ist der Blasen-/Harnröhrenreflex. Mit kräftigem Druck in einer kreisenden Bewegung vom inneren Reflexpunkt des Harnleiters zum Blasen-/Harnröhrenbereich arbeiten. Diesen Vorgang siebenmal wiederholen. Beim ersten Mal mit dem Daumen zunächst langsam und sanft drücken und kreisen, dann den Druck etwas verringern. Bei jeder folgenden Bearbeitung den Daumendruck steigern, jedoch erst aufhören zu drücken, wenn Sie fertig sind.

DIE FÜSSE – Am Fuß befindet sich der Reflexpunkt für den Harnleiter in der Mitte der weichen Vertiefung im Fußgewölbe genau unterhalb der zweiten Zehe. Der Blasen-/Harnröhrenreflex befindet sich am unteren Ende des Fußgewölbes an der Fußinnenkante neben dem Fersenballen. Massieren Sie den ganzen Bereich vom Beginn des Harnleiterreflexes bis zum Blasen-/Harnröhrenreflex siebenmal unter Anwendung der gleichen Technik wie bei der Hand. Beginnen Sie beim Harnleiterreflex und gehen Sie mit dem Daumen mit kräftigem, kreisendem Druck bis zur Reflexzone von Blase und Harnröhre. Beim ersten Mal sanft beginnen, dann den Druck etwas verringern. Bei jedem rollenden Drücken den Druck steigern. Zwischen den Druckanwendungen etwas nachlassen, jedoch erst dann keinen Druck mehr ausüben, wenn die Bearbeitung der harnableitenden Wege abgeschlossen ist.

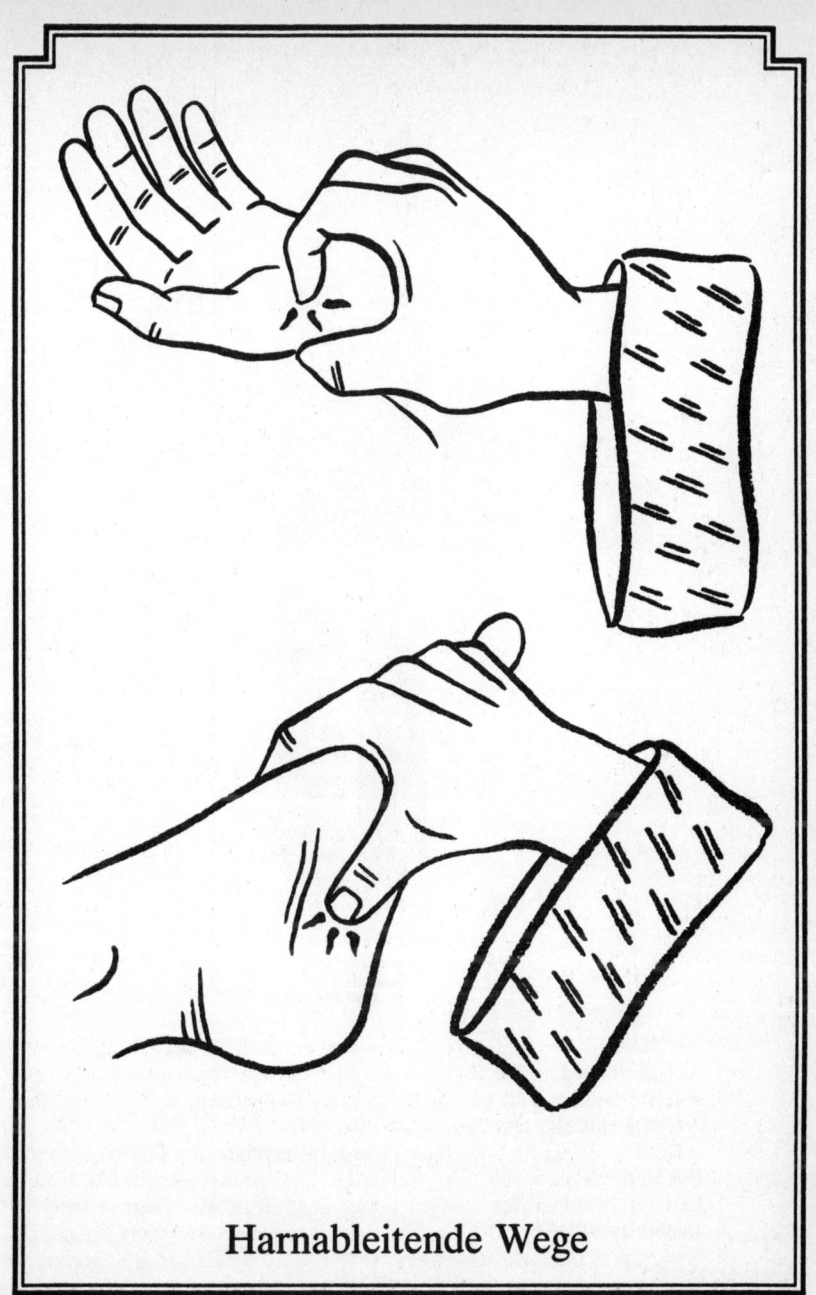

Harnableitende Wege

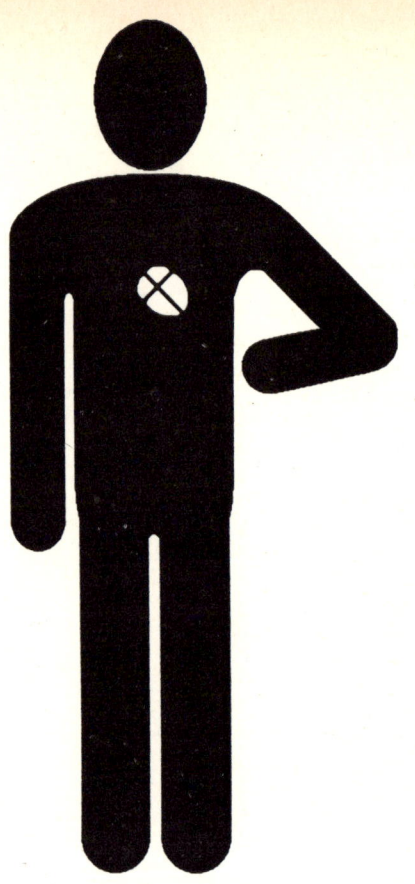

Herz

Das Herz ist der kräftigste Muskel des Körpers. Es hat sehr spezifische Aufgaben: Es pumpt sauerstoffarmes Blut von den Venen in die Lungen und sauerstoffreiches Blut von den Lungen in die Arterien, wodurch der Blutkreislauf entsteht. Das Herz schlägt jeden Tag über 100000mal und fördert dabei über 7000 l Blut durch die 1000 km Blutgefäße des Kreislaufsystems. Das Herz wiegt etwa 300 g und hat die Größe einer durchschnittlichen Faust. Es liegt zwischen den Lungen hinter dem Brustbein. Jahrhundertelang glaubte man, daß sich das Herz auf der linken Seite des Körpers befände. In Wirklichkeit liegen nur etwa zwei Drittel des Herzens links der Körpermitte, ein Drittel rechts davon.

Das Herz besteht aus vier Höhlen, die durch Klappen miteinander verbunden ist. Das Blut, das aus dem Körper zurückkommt und seinen Sauerstoff und andere Nährstoffe abgegeben hat, sogenanntes venöses Blut, kehrt durch die Venen zum Herzen zurück. Dort kommt es zunächst in den rechten Vorhof. Von dort wird das Blut zur zweiten Höhle gepumpt, der rechten Herzkammer. Bei der Rückkehr von den Lungen tritt das jetzt hellrote Blut in den linken Vorhof ein und wird in die linke Herzkammer weitergegeben, die es in die Arterien und durch den Körper pumpt. Der Herzschlag besteht aus zwei Phasen, der Systole oder Kontraktionsphase und der Diastole oder Erschlaffungsphase. Bei Blutdruckmessungen gibt man meist das Verhältnis von systolischem zu diastolischem Druck an.

Herzerkrankungen gehören in der modernen westlichen Welt zu den häufigsten Todesursachen. An erster Stelle steht hierbei die Arteriosklerose, die Verengung und schließlich Blockierung einer Arterie durch Fettablagerungen (die sog. Plaque) an den Innenwänden. Arteriosklerose entwickelt sich langsam und ist hauptsächlich auf schlechte Ernährung und mangelnde körperliche Bewegung zurückzuführen. Wenn eine Herzkranzarterie durch Plaque teilweise blockiert wird, kann sich dies als Angina pectoris bemerkbar machen. Wenn die Blockierung vollständig ist oder wenn die Herzkranzarterie auch nur vorübergehend durch einen Blutpfropf blockiert wird, kann ein Teil des Herzens durch Sauerstoffmangel zugrunde gehen. In diesem Fall spricht man von einem Myokardinfarkt. Wenn eine Arterie betroffen ist, die zum Gehirn führt, kann ein Gehirnschlag eintreten, durch den ein Teil des Gehirns beschädigt oder zerstört wird. Daneben gibt es eine Vielzahl anderer Herzerkrankungen.

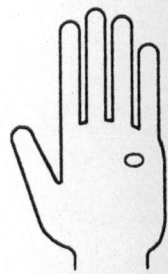

Linke Hand

Herzrhythmusstörungen sind durch Störungen des Sinusknotens oder Schrittmachers verursacht, der die Schlagfolge des Herzens steuert. Die hypertensive Herzerkrankung ist eine durch Bluthochdruck hervorgerufene Störung, die in vielen Fällen auf anhaltenden Streß zurückzuführen ist und zu Gehirnblutungen führen kann. Herzgeräusch entsteht, wenn eine der Herzklappen bei einer Schlagfolge nicht vollständig schließt. Kongenitale Herzerkrankungen, worunter man über 40 Typen von angeborenen Herzfehlern und Erkrankungen der Blutgefäße versteht, sind bei etwa 10 von 1000 Lebendgeborenen vorhanden. Die Ursachen sind unbekannt, jedoch gelten Röteln in den ersten Schwangerschaftswochen, Bestrahlung und bestimmte Arzneimittel als Risikofaktoren. Die Reflexzonenbearbeitung stimuliert beim Herzen die kardiovaskulären Funktionen und die Aufrechterhaltung der allgemeinen Leistungsfähigkeit. Die Herzreflexpunkte befinden sich an der linken Handfläche und der linken Fußsohle. Der Reflexpunkt der Handfläche befindet sich etwas unterhalb der Ballen des Ringfingers und des kleinen Fingers. An der Sohle befindet er sich etwas unterhalb des Fußballens und der vierten Zehe.

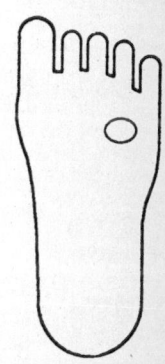

Linker Fuß

TECHNIKEN

Da das Herz überwiegend auf der linken Körperhälfte liegt, befinden sich die zugehörigen Reflexe nur auf der linken Handfläche und der linken Fußsohle. Während eine allgemeine Massage des Bereichs um den Herzreflex nützlich und wünschenswert ist, liefert die Beschränkung auf den Reflex selbst die unmittelbarsten Resultate. Der Herzreflex spricht auf die Reflexzonenarbeit an der Hand oder am Fuß gleich gut an. Sorgfältig auf Schmerzempfindlichkeit im Reflexbereich achten, da dies eine möglicherweise vorhandene Erkrankung anzeigen kann. Denken Sie bei der Stimulierung an das Herz und seine Pumpfunktionen, und stellen Sie sich vor, daß Ihr Puls stärker und regelmäßiger wird. Regeln Sie Ihre Atmung, d. h., atmen Sie beim Drücken des Reflexes ein und beim Verringern des Drucks aus. Bearbeiten Sie den Bereich langsam und bewußt; dabei Schmerzgrenze beachten.

DIE HAND – Der Herzreflex liegt auf der Handfläche der linken Hand. Er befindet sich knapp unterhalb der Ballen von Ringfinger und kleinem Finger. Den Daumen in einer kreisenden Bewegung einsetzen und gefühlvoll, aber doch kräftig drücken. Dies siebenmal wiederholen. Beim ersten Mal nur wenig Druck ausüben, dann etwas nachlassen. Beim zweiten Drücken etwas mehr Druck anwenden, wiederum ein wenig nachlassen. Bei den nächsten Malen den Druck jeweils steigern und dazwischen etwas verringern. Nicht völlig aufhören zu drücken, bis die Bearbeitung der Herzreflexzone abgeschlossen ist.

DER FUSS – Den Herzreflex findet man an der linken Fußsohle. Mit der rechten Hand die Zehen zurückbiegen, dann den linken Daumen knapp unterhalb des Fußballens genau unter der vierten Zehe einsetzen. Mit der gleichen Technik wie bei der Hand mit dem Daumen den Reflex siebenmal mit einer kreisenden Bewegung gefühlvoll, aber kräftig bearbeiten. Beim ersten Mal nur wenig Druck anwenden, dann etwas verringern. Beim zweiten Drücken etwas mehr Druck ausüben, dann wiederum ein wenig nachlassen. Den Druck bei den folgenden Malen steigern und dazwischen nur geringfügig verringern. Erst dann völlig aufhören zu drücken, wenn die Bearbeitung der Herzreflexzone abgeschlossen ist.

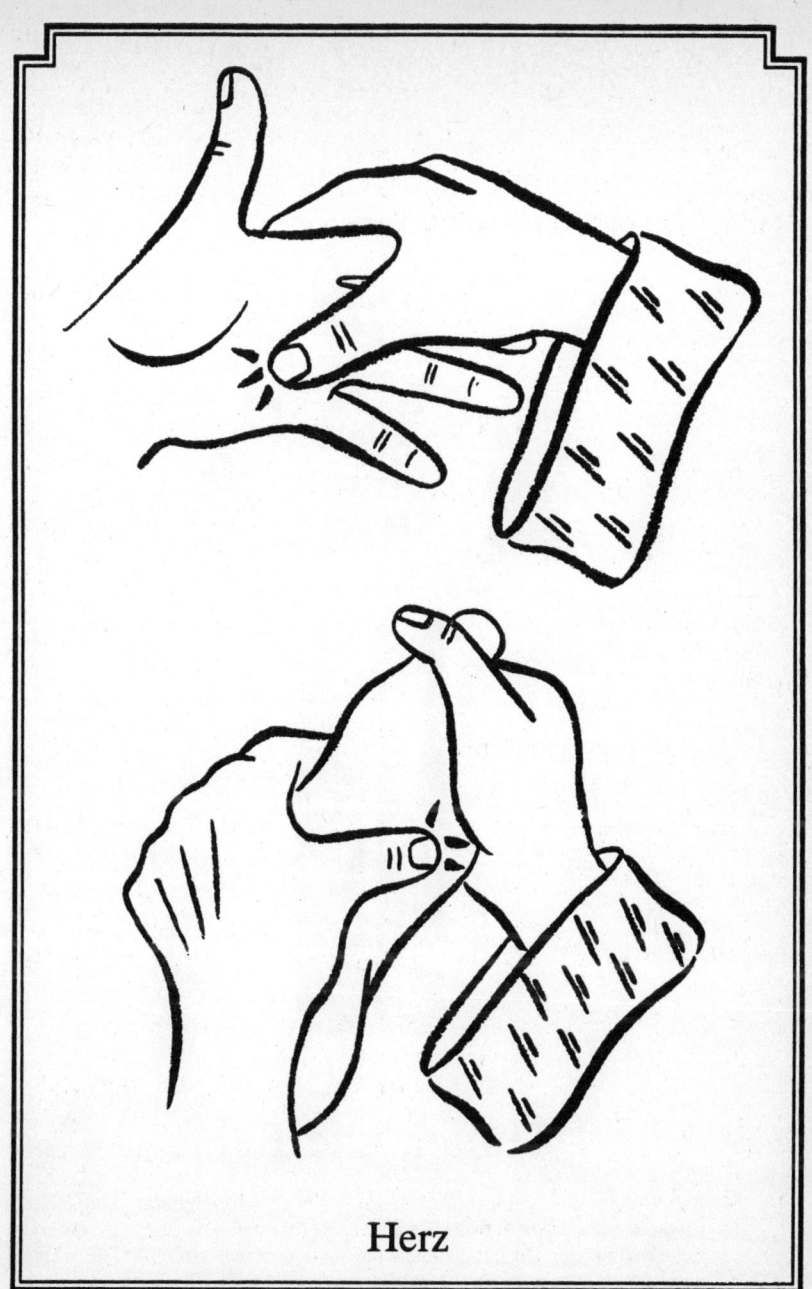

Herz

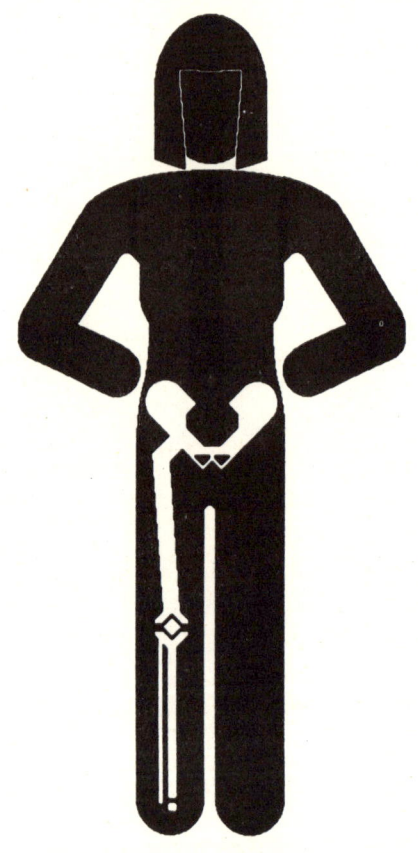

Hüften und Beine

Die Hüften und Beine bilden die untere Körperextremität. Die Hüften verbinden die Beine und das Gesäß mit dem Rumpf. Die Beine, die längsten Gliedmaßen des Körpers, bilden die freie untere Extremität; sie werden unterteilt in Oberschenkel, Unterschenkel und Fuß. Die Ober- und Unterschenkelmuskeln sind durch Sehnen, die aus starkem, faserigem Bindegewebe bestehen, mit dem Skelett verbunden. Während der Oberschenkel nur aus einem Knochen besteht, besteht der Unterschenkel aus Schienbein und Wadenbein. Diese Knochen werden von einem anderen Typ Bindegewebe, den Bändern, an ihrem Platz gehalten.

Knie und Knöchel sind die Gelenke der Beine, während die Hüfte die gesamten unteren Gliedmaßen mit dem Rumpf verbindet. Der Knöchel ist ein Scharniergelenk zwischen Unterschenkel und Fuß und erlaubt Drehungen nach oben und unten und nach den Seiten. Er gleitet auf einer Knorpelschicht, einem gelatinösen, elastischen Typ Bindegewebe. Das Knie ist das Gelenk, das Ober- und Unterschenkel miteinander verbindet. Hinsichtlich seiner Beweglichkeit ist das Knie eines der vielseitigsten Gelenke des Körpers, das sogar noch die Finger oder die Ellbogen übertrifft. Es ist von einem schützenden Schleimbeutel umgeben, der sich vor der Kniescheibe befindet. Die Hüfte ist ein Kugelgelenk, wobei der Oberschenkelkopf in der Pfanne eines schaufelförmigen Knochens ruht, des Darmbeins, das wiederum mit der unteren Wirbelsäule verbunden ist. Die Hüfte ist an der hinteren Seite gut mit Muskeln gefedert, die beim Sitzen das Gewicht des Körpers tragen. Als Gelenk ist die Hüfte kräftiger und stabiler als die Schulter. Während sie beim Neugeborenen manchmal ausgerenkt sein kann, ist eine solche Verletzung beim Erwachsenen nur bei erheblicher Gewalteinwirkung möglich.

Der mächtigste Nerv unseres Körpers, der Ischiasnerv, erstreckt sich vom Beckengürtel in die untere Extremität. Dieser Nerv spielt eine wichtige Rolle; eine Beschädigung kann sehr schmerzhaft sein und sogar zur Lähmung führen. Brüche der Knochen der unteren Extremität sind relativ häufig. Besonders gefährdet sind bei älteren Menschen bei Stürzen die Hüftknochen, die im Alter spröde werden. In den Vereinigten Staaten müssen jährlich etwa 80 000 künstliche Hüftgelenke eingesetzt werden. Knie- und Knöchelverletzungen treten häufig beim Sport auf oder sind auf Unfälle im Haus, z. B. einen Fehltritt beim Hinuntergehen einer Treppe, zurückzuführen. Ein Kniegelenkserguß ist eine schmerzhafte Entzündung, die durch das »Tanzen« der Kniescheibe charakterisiert ist. Weitere Erkrankungen der unteren Extremität sind: Schleimbeutelentzündungen, die auf Dauerreiz oder Verletzungen zurückzuführen sind, vor allem an Knie und Hüfte; Arthritis, eine chronische Gelenksentzündung; Krampfadern, erweiterte, geschlängelte Venen sowie gerissene oder abgelöste Muskeln, Zerrungen und Muskelkrämpfe.

Die Bearbeitung der Reflexe für die unteren Extremitäten kann die Heilung von Verletzungen beschleunigen und die Widerstandsfähigkeit gegenüber Infektionen und Erkrankungen stärken. Da die unteren Extremitäten elektrochemische Signale von Reflexpunkten an den Füßen zum übrigen Körper leiten, ist leicht einzusehen, wie wichtig die Gesundheit der unteren Extremitäten für den Körper im allgemeinen ist. Die Reflexbereiche an den Händen befinden sich im unteren Drittel des Handrückens oberhalb des Handgelenks in Höhe des Ring- und kleinen Fingers. An den Füßen befindet sich der Bereich an der Außenkante auf etwa einem Drittel der Strecke zwischen Ferse und Zehen.

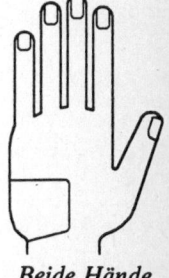

Beide Hände

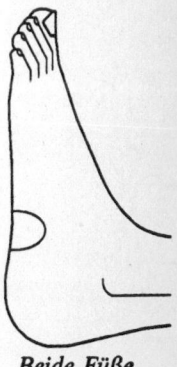

Beide Füße

TECHNIKEN

Die Stimulierung der Reflexe für Hüften, Beine und Füße kann diese ungemein beleben. Die Reflexe an der rechten Hand und am rechten Fuß entsprechen der rechten unteren Extremität, die Reflexe an der linken Hand und am linken Fuß der linken unteren Extremität. Es ist jedoch immer besser, an beiden Körperhälften zu arbeiten, statt sich nur auf eine zu konzentrieren. Nehmen Sie sich Zeit und bearbeiten Sie die Reflexzonen langsam und bewußt. Stellen Sie sich den Körperteil vor, den Sie bearbeiten, und atmen Sie beim Drücken des Reflexes ein und beim Nachlassen aus. Überempfindlichkeit im Reflexbereich kann auf Erkrankungen der entsprechenden Extremität hinweisen.

DIE HÄNDE – Die Reflexzonen für die Hüfte und die Beine befinden sich auf den Handrücken. Der Bereich erstreckt sich vom Handgelenk bis etwa zu einem Drittel der Strecke zur Basis der Finger und reicht von unterhalb der Vertiefung zwischen Mittel- und Ringfinger bis zur Handkante. Mit Zeige-, Mittel- und Ringfinger in einer kreisenden Bewegung kräftigen Druck auf den Bereich ausüben. Eine vollständige Bearbeitung der Reflexzone umfaßt sieben Druckanwendungen. Zunächst sanften Druck anwenden, dann etwas nachlassen. Beim nächsten Mal den Druck erhöhen und wiederum etwas nachlassen. Den Druck dann jedesmal steigern und dazwischen etwas verringern. Erst dann völlig loslassen, wenn die Bearbeitung abgeschlossen ist.

DIE FÜSSE – Die Reflexzonen für die Hüften und die untere freie Extremität findet man an der Außenseite der Füße bei etwa einem Drittel der Strecke zwischen der Ferse und den Zehen; sie reicht von der Sohle bis etwa auf halbe Höhe des Knöchels. Mit der gleichen Technik wie bei den Händen die Reflexzone an jedem Fuß siebenmal stimulieren. Die Fußkanten mit Zeige- und Mittelfinger mit festem, kreisendem Druck bearbeiten. Die besten Ergebnisse erzielt man, wenn man die Bereiche beider Füße bearbeitet. Mit leichtem Druck beginnen. Dann den Druck bei jedem Drücken steigern, jedoch erst dann ganz loslassen, wenn die Bearbeitung der unteren Extremität abgeschlossen ist.

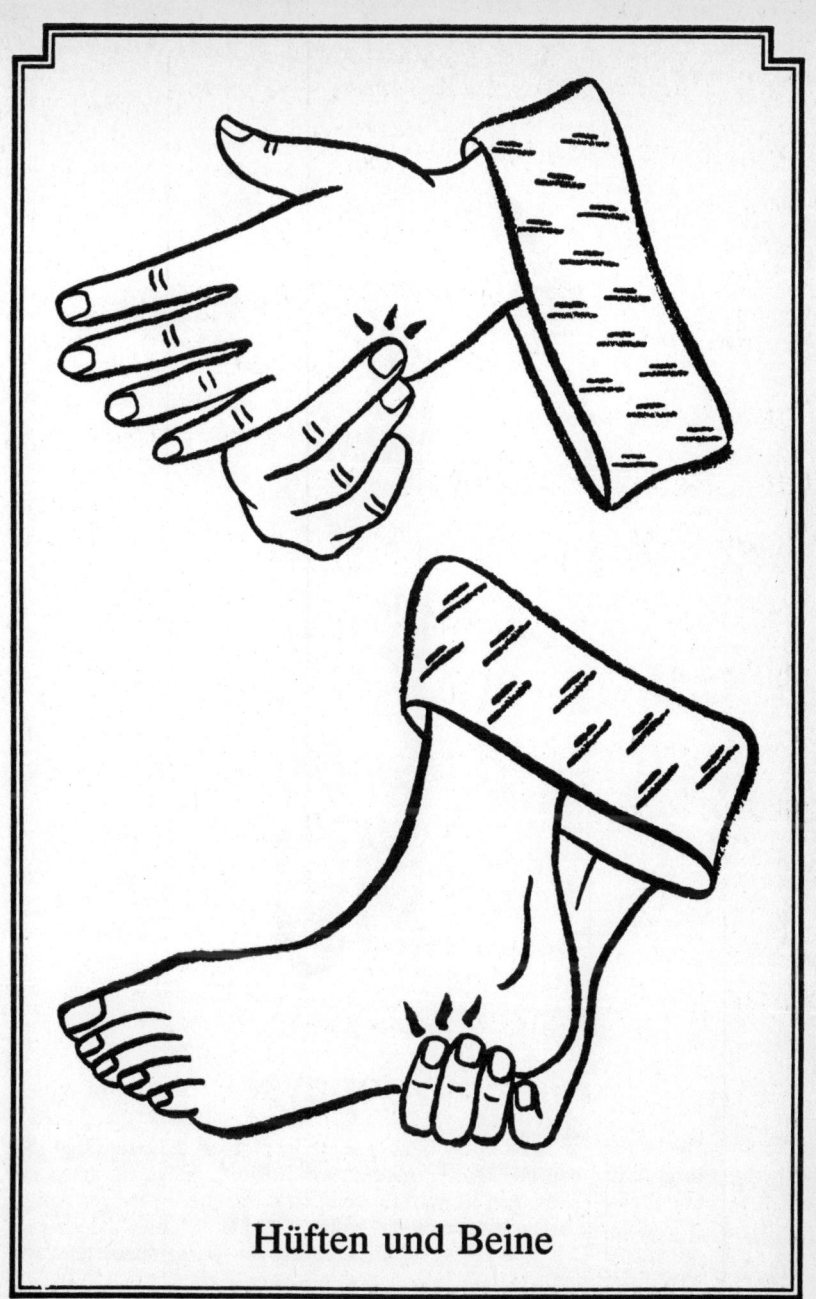

Hüften und Beine

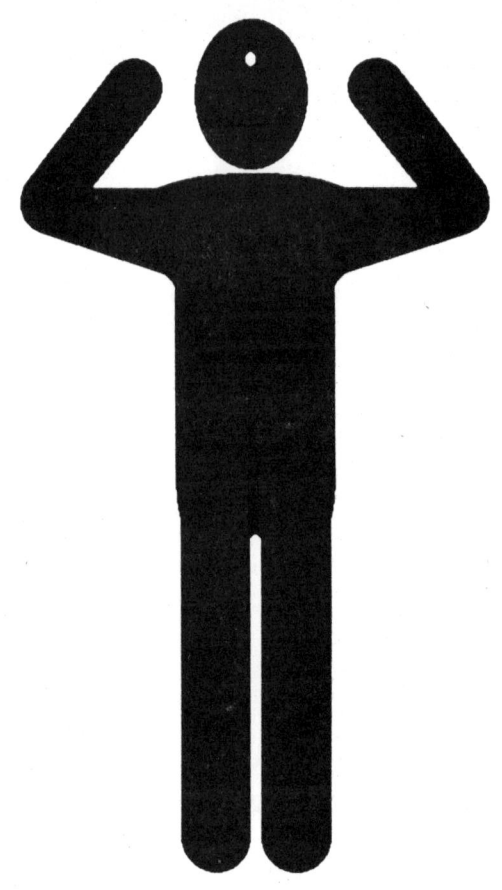

Hypophyse

Die Hypophyse spielt im Drüsenorchester des Körpers die erste Geige. Sie sorgt dafür, daß alle Drüsen harmonisch arbeiten, indem sie ihnen mit chemischen Boten, den Hormonen, den Einsatz zu ihren jeweiligen Aufgaben gibt. Sie wiegt zwar nur ein halbes Gramm, schüttet jedoch eine beachtliche Zahl von Hormonen aus, von denen bisher mindestens acht identifiziert sind.

Das Wachstumshormon (HGH) steuert diejenigen Systeme des Körpers, die Dinge wie die Körpergröße und die Wachstumsgeschwindigkeit regeln. Mangel an Wachstumshormon führt häufig zu Zwergwuchs, der bei rechtzeitigem Therapiebeginn mit künstlichem oder natürlichem HGH erfolgreich behandelt werden kann. Das thyrotrope Hormon (TSH) steuert die Jodabsorption in der Schilddrüse und regelt dadurch die Bildung und Ausschüttung von Schilddrüsenhormonen. Das adrenokortikotrope Hormon (ACTH) regt an der Nebennierenrinde die Bildung von Hydrokortison an, einem natürlichen Kortison, das entzündungshemmend wirkt. ADH ist ein antidiuretisches Hormon, das die aus dem Körper ausgeschiedene Urinmenge und die vom Körper von den Nieren, der Leber und den Eingeweiden rückresorbierte Flüssigkeitsmenge regelt.

Im Bereich der Sexualität und Fortpflanzung sind mindestens zwei Hypophysenhormone bekannt, die die Bildung der weiblichen Hormone Östrogen und Progesteron auslösen. Diese steuern wiederum die Eireifung im Menstruationszyklus und viele der körperlichen Veränderungen während der Schwangerschaft. Außerdem schüttet die Hypophyse das Hormon aus, das bei stillenden Müttern die Milchbildung auslöst. Beim Mann regt die Hypophyse die Hoden zur Bildung des männlichen Geschlechtshormons Testosteron an, das die Ausprägung der sekundären männlichen Geschlechtsmerkmale steuert, wie z. B. der Gesichts- und Körperbehaarung und der Muskelentwicklung, sowie den Geschlechtstrieb.

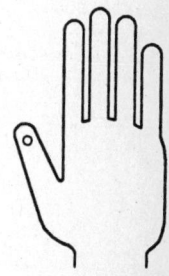

Die Hypophyse liegt in einer kleinen knöchernen Höhle im Zentrum des Schädels. Sie besteht aus zwei Lappen, die durch eine fibröse Membran voneinander getrennt sind; einer dieser Lappen ist vermutlich ein sehr alter Teil des Gehirns. Interessanterweise sind nur bei Säugetieren diese beiden Lappen miteinander verbunden; bei anderen Tieren liegen sie an verschiedenen Stellen im Körper.

Beide Hände

Chronische Unterfunktion der Hypophyse führt zu Trägheit und Langsamkeit. Bei Kindern kommt es häufig zu einer Verzögerung der geistigen und sexuellen Entwicklung sowie zu Wachstumsstörungen. Die normale Funktion der Hypophyse wird durch Alkoholmißbrauch beeinträchtigt, der zu Flüssigkeitsentzug und dem nachfolgenden Kater führt. Auch Steroide, wie sie von Leistungssportlern zur Steigerung des Muskelaufbaus eingenommen werden, wirken auf die Hypophyse, insbesondere bei Männern. Wenn die Hypophyse die Anwesenheit von Steroiden im Blut feststellt, stellt sie die Bildung des Hormons ein, das die Erzeugung von Testosteron auslöst. Dies verursacht wiederum einen Rückgang der Spermienbildung sowie eine Schrumpfung der Hoden.

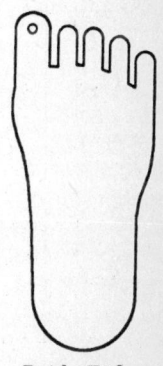

Offenkundig kann die Stimulierung der Hypophyse durch Reflexzonenarbeit erhebliche Wirkungen auf Leib und Seele haben. Da sich die Hypophyse fast im Zentrum des Schädels befindet, liegen ihre Reflexpunkte an beiden Händen und beiden Füßen. An den Händen sind sie im Zentrum der Daumenbeeren, an den Füßen in der Mitte der Beeren der großen Zehen.

Beide Füße

TECHNIKEN

Die Hypophysenreflexe sind kleine, eng begrenzte Punkte etwa von der Größe eines Sesamsamens. Sie lassen sich eigentlich kaum stimulieren, ohne dabei gleichzeitig die umliegenden Punkte mitzustimulieren, jedoch ist dies im Grunde ganz vorteilhaft. Bearbeiten Sie die Reflexpunkte an beiden Händen bzw. Füßen, da sich die Hypophyse im Zentrum des Schädels befindet und der Reflexpunkt daher auf beide Seiten aufgeteilt ist. Stellen Sie sich bei der Bearbeitung der entsprechenden Reflexzonen die Hypophyse und alle ihre Regelaufgaben vor. Koordinieren Sie die Massage mit Ihrem Atem, d. h., atmen Sie beim Drücken der Reflexzonen ein und beim Verringern des Drucks aus. Beim Drücken der Punkte auf Überempfindlichkeit achten, da dies ein Hinweis sein kann, daß mit der Drüse etwas nicht in Ordnung ist. Langsam und nicht zu zaghaft arbeiten, jedoch Schmerzgrenze nicht überschreiten.

DIE HÄNDE – Die Reflexpunkte für die Hypophyse befinden sich genau in der Mitte der Daumenbeeren. Die Punkte liegen ziemlich tief unter der Oberfläche und können nur durch kräftigen Druck erreicht werden. Den Daumen so umfassen, daß der Daumennagel auf der Handfläche der anderen Hand und der Mittelfinger im Zentrum der Daumenbeere liegt. In einer kreisenden Bewegung mit dem Zeigefinger kräftig drücken, dann den Druck etwas lockern. Diesen Vorgang siebenmal bei jedem Daumen wiederholen; dabei von Mal zu Mal stärker drücken. Zwischen den Druckanwendungen etwas nachlassen, jedoch erst am Schluß überhaupt nicht mehr drücken.

DIE FÜSSE – Die Hypophysenreflexpunkte befinden sich in der Mitte der Großzehenbeeren. Die Zehe zwischen Daumen und Zeigefinger fassen, und mit dem Daumen in einer kreisenden Bewegung den Reflexpunkt kräftig drücken. Mit einer ähnlichen Technik wie bei den Händen die Punkte an beiden Zehen jeweils siebenmal stimulieren. Tief in die Zehenbeere drükken, den Druck etwas verringern, dann erneut drücken. Den Druck bei jeder Druckanwendung steigern und dazwischen ein wenig nachlassen. Erst dann aufhören zu drücken, wenn die Bearbeitung der Hypophyse abgeschlossen ist.

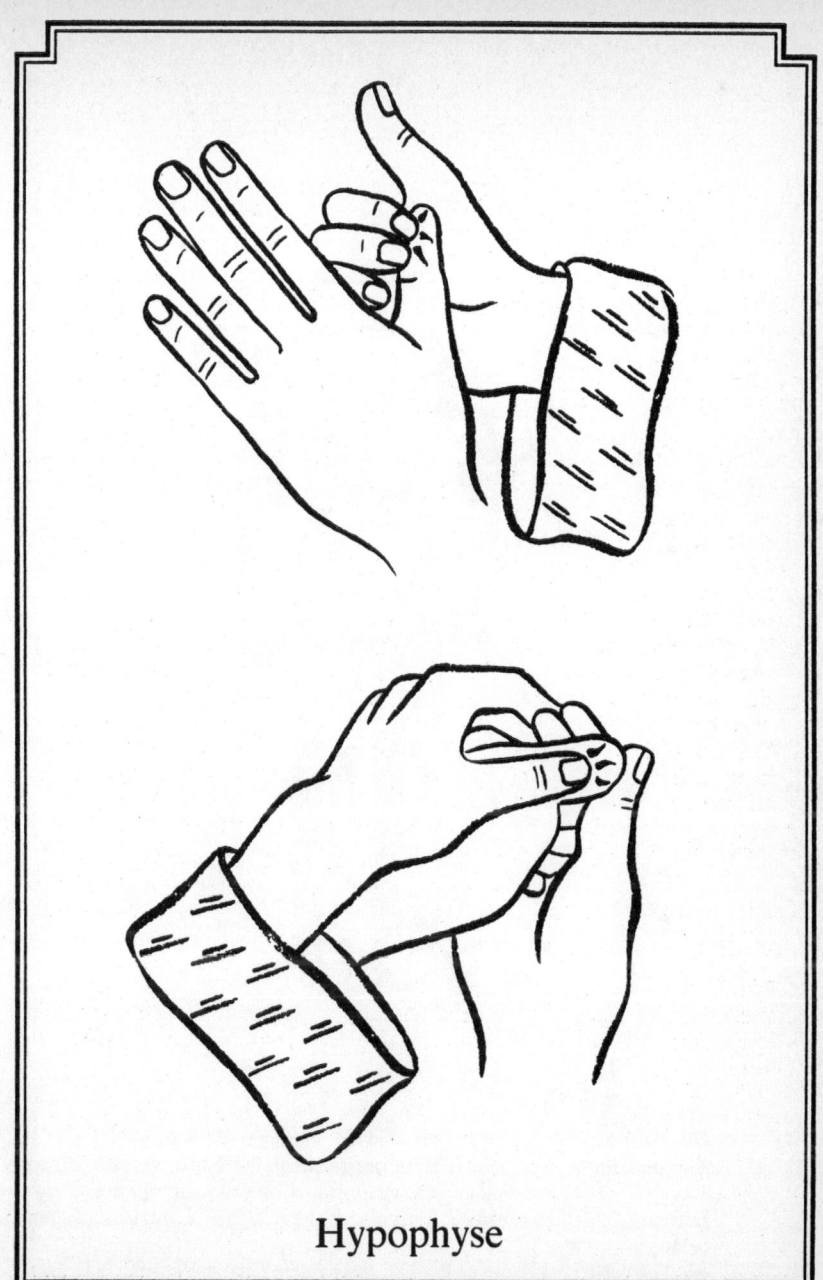

Hypophyse

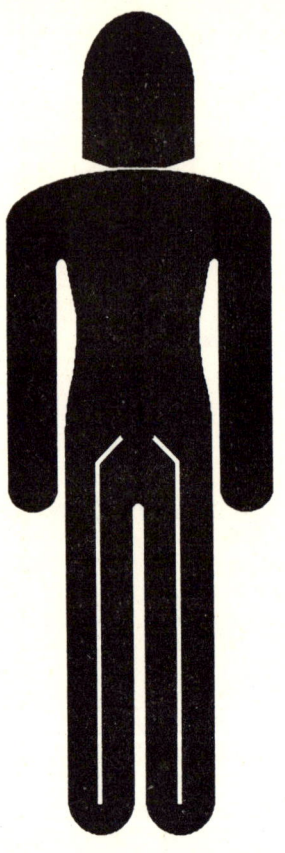

Ischiasnerven

Die bleistiftdicken Ischiasnerven sind die größten und stärksten Nerven des Körpers. Einige ihrer Nervenfasern erreichen eine Länge von fast einem Meter. Die Ischiasnerven sind die wichtigsten Kontrollorgane für die unteren Extremitäten und steuern die Muskeln, die beim Gehen, Laufen und Stehen betätigt werden.

Als Teil des Nervensystems des Körpers senden und empfangen die Ischiasnerven über ein Netz von Schaltstellen im Rückgrat elektrochemische Signale vom bzw. zum Gehirn. Wenn z. B. der Arzt mit einem kleinen Hammer gegen das Knie klopft, um den Kniesehnenreflex auszulösen, senden die betroffenen Nervenzellen des Ischiasnervs ein Signal an eine der Schaltstellen in der Wirbelsäule. Bevor diese Schaltstelle das Signal zur weiteren Analyse zum Gehirn weiterleiten kann, sendet es unverzüglich ein Signal an die Beinmuskeln zurück, so daß diese das Knie sofort zurückziehen und den Unterschenkel nach oben schnellen lassen. Hierbei handelt es sich um eine schnelle, vorprogrammierte Notreaktion der Schaltstelle, die jenen Sekundenbruchteil einspart, den das Gehirn für Empfang, Auswertung und Reaktion auf das Signal benötigen würde – einen Sekundenbruchteil, der bei Verletzungen, vor allem etwa bei Verbrennungen, eine entscheidende Rolle spielen kann. Beim Beklopfen des Knies wird also die Reaktionsgeschwindigkeit der Schaltstelle und des Ischiasnervs geprüft; diese Geschwindigkeit kann bis zu 150 m/s betragen.

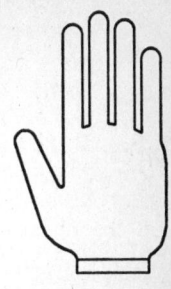

Beide Hände

Der Ischiasnerv verläuft vom Becken zur Rückseite der Oberschenkelknochen. Im weiteren Verlauf teilt sich der Nerv oberhalb des Knies in zwei Äste. Im Bereich der Unterschenkel fächern sich diese Äste in weitere Verzweigungen auf, die den Fuß und die Zehen versorgen. Da der Ischiasnerv an verschiedenen Stellen des Beins dicht unter der Haut liegt, ist er sehr verletzungsanfällig, was häufig zu Gefühllosigkeit oder zu längs des Nervs ausstrahlenden Schmerzen führt.

Eine Verletzung oder Beschädigung einer Bandscheibe, schwere Verstopfung, Muskelkrämpfe oder ein Tumor der Wirbelsäule, des Rektums oder der Vagina können zu direktem Druck auf den Ischiasnerv führen. Die Folge ist eine Entzündung und eine vorübergehende oder dauernde Lähmung des Beins, der Füße oder der Zehen oder ein schmerzhafter Zustand, der als Ischias bekannt ist. Die Ansammlung von Giften wie Quecksilber, Blei oder Arsen kann ebenfalls Ischias auslösen sowie auch chronischer Alkoholismus und Drogenmißbrauch. Manche Ischiasformen können durch Behandlung und Beseitigung ihrer Ursache geheilt werden; andere sind chronisch und in der Regel nur durch Wärmeanwendungen und den Einsatz schmerzstillender Mittel zu bekämpfen.

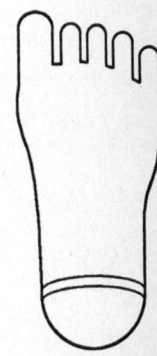

Beide Füße

Die Erhaltung der Funktionstüchtigkeit und Gesundheit des Ischiasnervs ist in der Reflexzonentherapie von zentraler Bedeutung: Die Ischiasnerven gehören zu den wichtigsten Übertragern der Reizsignale von den Reflexpunkten an den Füßen zu den jeweils zu behandelnden Organen und Bereichen. Auch selbst sprechen diese Nerven auf eine Behandlung gut an, und die Stimulierung ihrer Reflexpunkte kann in manchen Fällen von Ischias lindernd wirken. Außerdem kann die Bearbeitung der Ischiasnerven den Gesamtzustand der Beine, Knie, Knöchel, Füße und Zehen verbessern, was die Bedeutung der Ischiasreflexe zusätzlich unterstreicht. Da in beiden Beinen ein Ischiasnerv vorhanden ist, befinden sich auch die Reflexzonen an beiden Händen und Füßen. An den Händen erstrecken sich die Reflexzonen auf der Innenseite der Handgelenke von einer Handkante zur anderen. An den Füßen liegen die Reflexzonen unter und hinter den inneren und äußeren Knöcheln sowie nahe der Mitte der Fersenballen, von wo aus sie sich über die ganze Breite der Fersen zu den Fußkanten erstrecken.

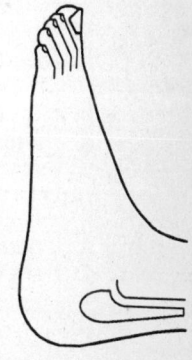

Beide Füße

TECHNIKEN

Da die Ischiasnerven eine so wesentliche Rolle für die allgemeine Reflexzonenarbeit spielen, ist eine regelmäßige Bearbeitung ihrer Reflexe sehr zu empfehlen. Man sollte sich jedoch nicht auf nur eine Seite des Körpers konzentrieren, sondern jeweils die Reflexe der linken und rechten Ischiasnerven stimulieren. Sorgfältig auf Empfindlichkeit im Bereich der Reflexzonen achten. Dies kann darauf hinweisen, daß mit den Ischiasnerven etwas nicht in Ordnung ist. Mit kräftigem Druck arbeiten, jedoch unbedingt die Schmerzgrenze beachten. Bei Ischias bestehen ohnehin heftige Schmerzen, die gelindert, nicht vermehrt werden sollten. Stellen Sie sich den Ischiasnerv vor, den Sie gerade bearbeiten, atmen Sie beim Drücken des Reflexes ein und beim Verringern des Drucks aus.

DIE HÄNDE – Die Ischiasreflexzonen an den Händen liegen innen am Handgelenk und erstrecken sich von Handkante zu Handkante. Mit der Daumenkuppe in einer nachdrücklichen, fast »grabenden« Bewegung den Reflexbereich drücken, den Druck etwas verringern und dann erneut etwas stärker drücken. Diesen Vorgang siebenmal unter Bearbeitung der ganzen Ischiasreflexzone wiederholen. Bei jeder Druckanwendung den Druck gegenüber dem letzten Mal etwas steigern. Zwischen den Druckanwendungen nur wenig nachlassen und erst dann aufhören zu drücken, wenn die Bearbeitung abgeschlossen ist.

DIE FÜSSE – Die Ischiasreflexzonen an den Füßen befinden sich an drei Stellen: an den Hautstreifen unterhalb und hinter dem äußeren und inneren Knöchel, und an einem schmalen Band in der Mitte des Fersenballens, das sich horizontal von Fußkante zu Fußkante erstreckt. Am Fersenreflexbereich den Daumen in einer kräftigen, gleichsam »grabenden«, schiebenden Bewegung einsetzen. Im Knöchelbereich den Fuß von hinten so umfassen, daß der Daumen beim äußeren Knöchel und Zeige- und Mittelfinger beim inneren Knöchel liegen. In diesem Bereich nicht so intensiv arbeiten wie bei der Ferse – die Knöchel sind außerordentlich empfindliche Reflexbereiche. Drücken, dann den Druck etwas verringern. Ein zweites Mal etwas kräftiger drücken, dann wieder ein wenig nachlassen. Wie bei den Ischiasreflexzonen der Hände alle Reflexbereiche an den Füßen siebenmal bearbeiten. Den Druck jeweils etwas steigern und dazwischen etwas nachlassen, jedoch erst dann nicht mehr drücken, wenn die Bearbeitung des Ischiasnervs abgeschlossen ist.

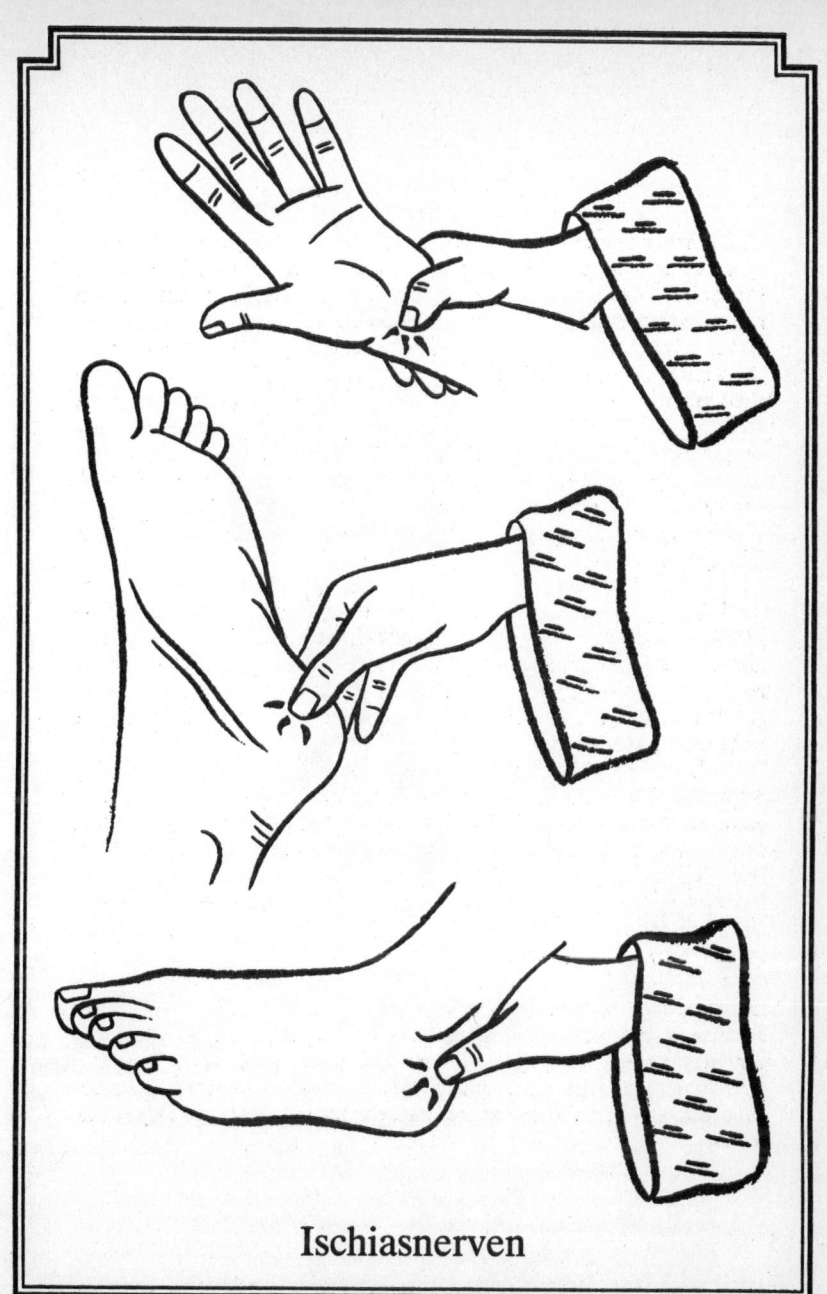

Ischiasnerven

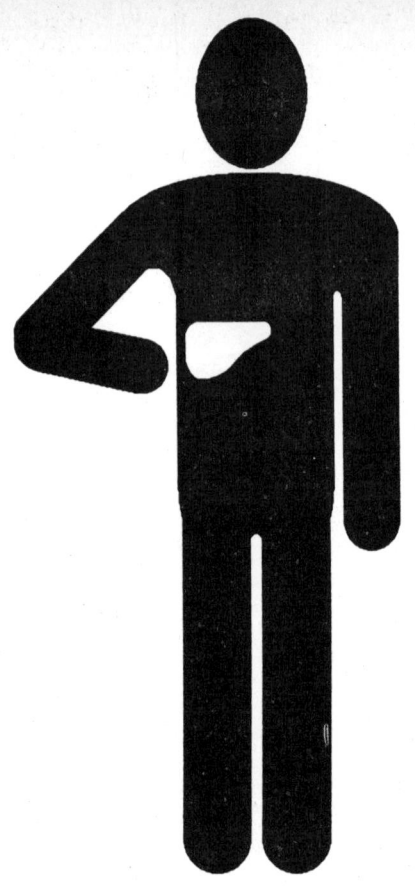

Leber

Die Leber ist mit einem Gewicht von etwa 1½ Kilogramm die größte Körperdrüse. Sie erfüllt über 500 biochemische Funktionen und kann damit als das chemische Labor des Körpers bezeichnet werden. Die Leber erzeugt täglich etwa ½ l Galle, die für die Zerlegung großer Fettmoleküle und die Resorption verschiedener Vitamine erforderlich ist. Außerdem filtert sie toxische Schlackenstoffe und speichert die Vitamine A, D und B_{12} sowie die Metalle Kupfer und Eisen, die für den Aufbau großer Blutzellen benötigt werden. Gleichzeitig stellt die Leber verschiedene wichtige Antikörper und Blutgerinnungsfaktoren her.

Auf ihrem Weg durch Magen und Eingeweide wird die Nahrung in Fettsäuren und Aminosäuren sowie Glukose zerlegt, den grundlegenden Brennstoff des Körpers. Diese Stoffe treten mit Vitaminen, Mineralen, Toxinen und Schlackenstoffen in das Blut über und werden der Leber zur weiteren Verarbeitung zugeführt. Aminosäuren werden in Blutproteine wie Prothrombin und Fibrinogen umgewandelt, die für die Blutgerinnung wichtig sind, sowie in Albumin, das Schwellungen entgegenwirkt, indem es die Flüssigkeitsmenge begrenzt, die in Körpergewebe einströmt. Glukose wird in Glykogen umgewandelt und entweder in andere Körperbereiche geschickt oder in der Leber auf Abruf gespeichert. Wenn ein Sportler sagt, daß er »am toten Punkt angelangt« sei, dann bedeutet dies, daß die Muskeln allen Zucker verbraucht haben, den sie gespeichert haben, und erst wieder arbeiten können, wenn dieser ersetzt wurde. Wenn der Kampf-oder-Flucht-Reflex einsetzt, leiten Hormone aus dem Nebennierenmark in der Leber die rasche Umwandlung einer großen Menge von Glykogen in Zucker ein, der dann den Muskeln zur Verfügung gestellt wird. Wenn zu viele Kohlenhydrate aufgenommen werden, erzeugt die Leber überschüssiges Glykogen, das als Fett im Körper gespeichert wird; wenn die Kohlenhydrataufnahme zu gering ist, baut die Leber gespeichertes Fett und andere Substanzen ab, um die benötigte Glukose bereitstellen zu können. Außerdem spielt die Leber eine wichtige Rolle im Abwehrsystem des Körpers. Sie wandelt Schlackenstoffe in Galle und Harnstoff um, die aus dem Körper ausgeschieden werden; sie neutralisiert Gifte und entfernt Bakterien und andere Fremdstoffe.

Eine gesunde Leber hat eine rotbraune Farbe. Sie befindet sich unterhalb des Brustkorbs auf der rechten Körperseite neben dem Magen. Sie kann ihr eigenes Gewebe wieder aufbauen, sofern die Beschädigung nicht zu schwerwiegend war. Die beiden häufigsten Lebererkrankungen sind Hepatitis und Zirrhose. Hepatitis, eine durch Viren hervorgerufene Leberentzündung, führt häufig zur Gelbsucht, einer Gelbverfärbung der Augäpfel und der Haut durch Anhäufung von Gallenpigment im Blut. Zirrhose, die fortschreitende Degeneration von Leberzellen, ist darauf zurückzuführen, daß mehr Fremd-oder Giftstoffe im Körper vorhanden sind, als die Leber verarbeiten kann. Die Folge ist eine Umwandlung aktiver Zellen in narbiges Fettgewebe, wodurch die Leber ein goldgelbes, gehöckertes Aussehen bekommt. Zirrhose ist häufig auf chronischen Mißbrauch von Alkohol oder anderen Suchtmitteln zurückzuführen. Im Frühstadium kann die Leberzirrhose erfolgversprechend behandelt werden. Im späteren Stadium kommt es zu einer Verhärtung und Schrumpfung der Leber, die schließlich zum Funktionsausfall des Organs und zum Tode führt.

Die Leber ist also ein lebenswichtiges Organ. Die Bearbeitung ihrer Reflexpunkte kann dazu beitragen, daß sie gesund bleibt und ihre vielen Funktionen einwandfrei erfüllt. Da sich die Leber auf der rechten Körperseite befindet, liegt die Reflexzone nur auf der Handfläche der rechten Hand und der Sohle des rechten Fußes. Auf der Handfläche findet man den Bereich unterhalb der Ballen von Ringfinger und kleinem Finger auf etwa einem Drittel der Strecke zwischen der Basis der Finger und dem Handgelenk. Auf der Fußsohle erstreckt sich der Bereich von der Vertiefung zwischen dritter und vierter Zehe bis zur Außenseite der kleinen Zehe und reicht bis zu einem Drittel der Strecke zwischen Zehe und Ferse.

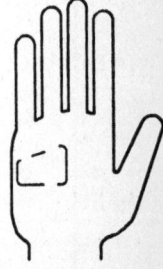

Rechte Hand

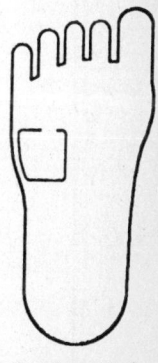

Rechter Fuß

TECHNIKEN

Da die Leber ein relativ großes Organ ist, umfassen auch ihre Reflexzonen auf der rechten Hand und am rechten Fuß einen relativ großen Bereich. Diesen Bereich langsam und bewußt bearbeiten und sorgfältig darauf achten, daß die Schmerzgrenze nicht überschritten wird. Überempfindlichkeit der Reflexzone sollte immer als Hinweis verstanden werden, daß möglicherweise eine Erkrankung der Leber vorliegt. Beim Drücken des Reflexes einatmen und beim Verringern des Drucks ausatmen, dabei sich die Leber vorstellen.

DIE HAND – Die Leberreflexzone befindet sich nur auf der rechten Handfläche. Sie liegt bei etwa einem Drittel der Strecke zwischen der Fingerbasis und dem Handgelenk und reicht von unterhalb der Ballen an der Basis von Ringfinger und kleinem Finger bis zum oberen Rand des Handballens. Der innere Rand der Reflexzone verläuft genau an der Verlängerung der Falte zwischen Mittelfinger und Ringfinger. Der äußere Rand verläuft an der Handaußenkante in der Verlängerung des kleinen Fingers. Die Hand fassen und den Daumen auf die Reflexzone legen. Mit den Fingern ein Widerlager bilden. Den Bereich mit dem Daumen mit festem, kreisendem Druck langsam durcharbeiten. Diesen Vorgang siebenmal wiederholen. Beim ersten Mal mit Gefühl, jedoch nicht zu zaghaft drücken und kreisen, dann den Druck etwas verringern, jedoch nicht völlig loslassen. Beim nächsten kreisenden Drücken etwas stärker drücken und wieder etwas nachlassen. Bis zum siebten Mal den Druck ständig steigern.

DER FUSS – Die Leberreflexzone am Fuß befindet sich nur an der rechten Fußsohle. Sie liegt etwas unterhalb des Fußballens und erstreckt sich bis etwa zur Mitte zwischen der Basis der Zehen und dem Fersenballen. Die innere Begrenzung liegt innerhalb der Furche zwischen der dritten und vierten Zehe; nach außen reicht der Bereich bis zum äußeren Rand der Sohle unterhalb der kleinen Zehe. Die gesamte Reflexzone mit dem Daumen mit festem, kreisendem Druck bearbeiten. Diesen Vorgang siebenmal wiederholen. Beim ersten Mal nicht zu stark drücken, dann etwas nachlassen. Bei den nächsten Malen den Druck jeweils steigern und dazwischen etwas nachlassen. Erst dann aufhören zu drücken, wenn die Bearbeitung der Leberreflexzone abgeschlossen ist.

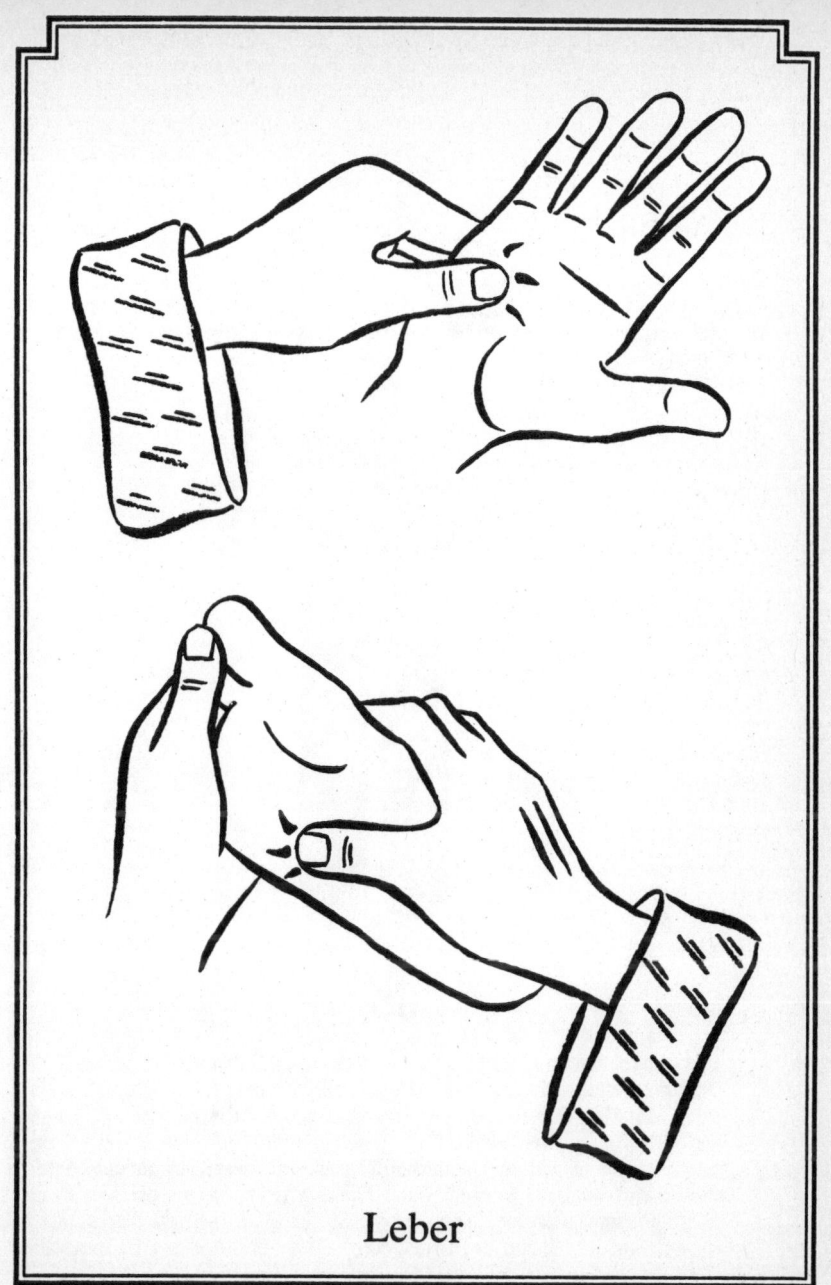

Leber

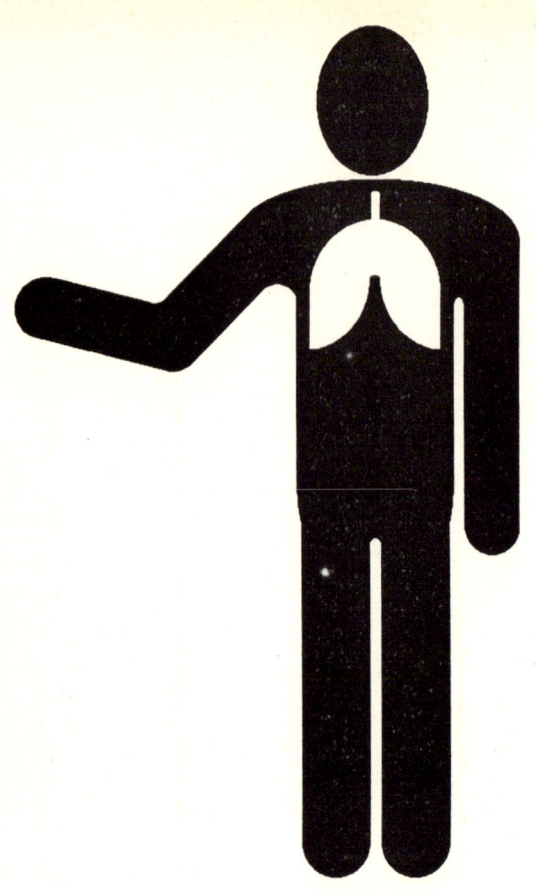

Lungen

Die Lungen haben keine eigenen Muskeln und werden wie Blasebälge von der umgebenden Muskulatur betätigt. Beim Atmen tritt die Luft über Nase oder Mund in den Körper ein und gelangt über die etwa 12 cm lange Luftröhre in den Brustraum Dort gabelt sich die Luftröhre in die beiden Stammbronchien. Diese teilen sich in Tausende kleinerer, gewundener Äste, die die Stützwand der Lungen bilden. Diese Äste verzweigen sich wiederum in Millionen von Bronchiolen, die die Stärke eines menschlichen Haares haben. An den Enden der Bronchiolen sitzen die winzigen Lungenbläschen.

Die Lungen spielen im Kreislauf eine lebenswichtige Rolle. Das im Körper umlaufende Blut versorgt das Gewebe mit Sauerstoff für die Stoffwechselprozesse und entfernt dessen wichtigstes Abbauprodukt, die Kohlensäure. In den winzigen Lungenbläschen wird Kohlensäure gegen Sauerstoff ausgetauscht. Dieser Vorgang läuft durchschnittlich 18mal pro Minute ab, wenn der Körper in Ruhe ist, bei körperlicher Betätigung entsprechend häufiger.

Die Lungen wiegen jeweils etwa 450 g und liegen im Brustraum hinter und neben dem Herzen. Die rechte Lunge ist etwas größer als die linke und weist drei unabhängige Abschnitte auf, während die linke Lunge nur zwei solcher Abschnitte oder Lappen besitzt. Die Oberfläche der Lungen hat ein schwammartiges, gekräuseltes Aussehen, das durch die Millionen von Bronchiolen entsteht. Wenn man alle Kräuselungen glätten würde, würde die Lunge eine Fläche von etwa 200 m^2 bedecken, das ist etwa das Dreißigfache der Oberfläche der Haut.

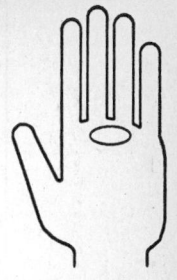

Beide Hände

Die häufigsten Lungenkrankheiten sind Lungenentzündung, Emphysem, Krebs, Abszesse und Tuberkulose. Lungenabszesse und Tuberkulose werden durch bakterielle Infektionen hervorgerufen. Lungenentzündungen entstehen durch Mikroorganismen in den Lungen, die Flüssigkeitsansammlungen auslösen. Das Lungenemphysem, das meist durch Umwelteinflüsse oder Rauchen hervorgerufen wird, steht in vielen Ländern unter den Erkrankungen der Atmungsorgane an erster Stelle. Es ist eine langsam sich entwickelnde Krankheit, bei der die Lungenbläschen zerstört und durch unelastische Lufträume ersetzt werden, in denen kein Gasaustausch mehr stattfinden kann. Der Lungenkrebs, der häufig durch Rauchen hervorgerufen oder gefördert wird, ist bei den männlichen Krebstoten die Haupttodesursache und wird auch bei Frauen in naher Zukunft den Brustkrebs als häufigste Todesursache ablösen. Nach amtlichen Schätzungen sind über die Hälfte der jährlichen Lungenkrebserkrankungen auf das Rauchen zurückzuführen, und die Krebshäufigkeit bei Frauen nimmt in dem Maße dramatisch zu, wie das Rauchen bei der weiblichen Bevölkerung immer weitere Verbreitung findet. Bei rechtzeitiger Diagnose ist ein chirurgischer Eingriff erfolgversprechend, jedoch wird die Erkrankung in vielen Fällen zu spät entdeckt.

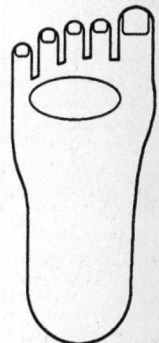

Beide Füße

Die Lungen besitzen zwar keine eigenen Muskeln, jedoch sollten regelmäßig Tiefatemübungen durchgeführt werden, um ihre Funktionstüchtigkeit zu erhalten. Die Stimulierung der Lungen durch Reflexzonenarbeit verstärkt die Wirkung dieser Übungen und kann die Regenerationsfähigkeit und Widerstandsfähigkeit der Lungen gegenüber Infektionen stärken. Die Lungenreflexzonen findet man auf den Handflächen beider Hände auf den Ballen von Mittelfinger und Ringfinger. An den Füßen befinden sich die Reflexzonen auf den Fußballen unter der zweiten, dritten und vierten Zehe sowie auf dem entsprechenden Bereich auf dem Fußrücken etwas oberhalb der Zehen.

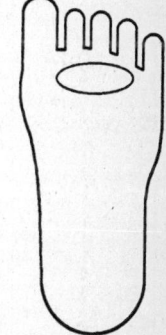

Beide Füße

TECHNIKEN

Da die Lungen große Organe sind, bedecken ihre Reflexzonen entsprechend große Bereiche an Händen und Füßen. Es sollten jeweils die Bereiche für beide Lungen bearbeitet werden. Dabei auf Überempfindlichkeit achten, da dies ein Anzeichen für eine Erkrankung der Lungen sein könnte. Nehmen Sie sich Zeit und arbeiten Sie langsam und bewußt; stellen Sie sich dabei die Lungen vor. Beim Drücken einatmen und beim Verringern des Drucks ausatmen.

DIE HÄNDE – Da wir zwei Lungen haben, liegen auch die Lungenreflexzonen auf beiden Handflächen. Die rechte Lunge wird durch Bearbeitung der rechten Hand, die linke Lunge durch Bearbeitung der linken Hand stimuliert. Die Lungenbereiche sind die Ballen an der Basis von Mittel- und Ringfinger einschließlich der dazwischenliegenden Furche. Mit dem Daumen der anderen Hand die gesamte Reflexzone in einer knetenden, kreisenden Bewegung unter kräftigem Druck bearbeiten. Den ganzen Bereich siebenmal durcharbeiten. Beim ersten Drücken mit leichtem Druck beginnen, dann den Druck etwas verringern. Bei den nächsten Malen den Druck fortlaufend steigern und dazwischen nur geringfügig nachlassen. Erst dann nicht mehr drücken, wenn Sie fertig sind.

DIE FÜSSE – Wie bei den Händen wirkt eine Stimulierung der Lungenreflexzonen am rechten Fuß auf die rechte Lunge, während die Bereiche am linken Fuß in einer Beziehung zur linken Lunge stehen. An den Fußsohlen sind die Lungenreflexzonen die Ballen an der Basis der zweiten, dritten und vierten Zehe, einschließlich der dazwischenliegenden Furchen. Beginnen Sie mit dem Bereich unter der zweiten Zehe, indem Sie den Daumen wie bei den Händen einsetzen: Gehen Sie unter anhaltendem kräftigen Druck mit einer kreisenden, knetenden Bewegung über die ganze Reflexzone. Den gesamten Bereich siebenmal durcharbeiten. Mit geringem Druck beginnen und diesen fortlaufend steigern. Zwischen den Druckanwendungen nicht aufhören zu drücken, nur ein wenig nachlassen, und so fortfahren, bis die Bearbeitung der Lungen abgeschlossen ist.

Die Reflexzonen auf dem Fußrücken befinden sich etwas unterhalb der Basis der zweiten, dritten und vierten Zehe. Zum Bearbeiten dieses Bereichs mit der Handfläche an der Fußsohle ein Widerlager bilden und statt mit dem Daumen mit Zeige- und Mittelfinger den knetenden, kreisenden Druck ausüben. Unter der vierten Zehe beginnen und mit dem gleichen Wechsel von Drücken und Nachlassen arbeiten, wie es für den Daumen beschrieben wurde.

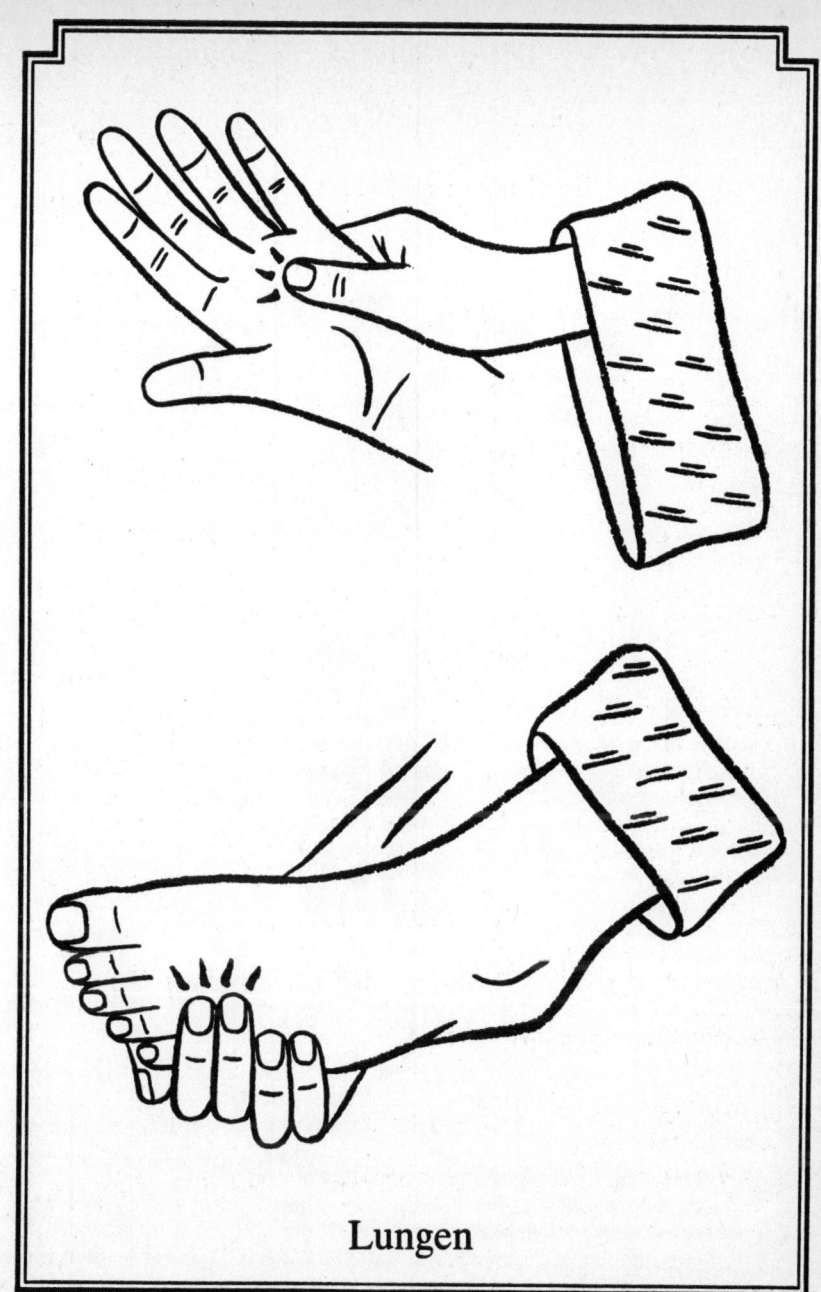

Lungen

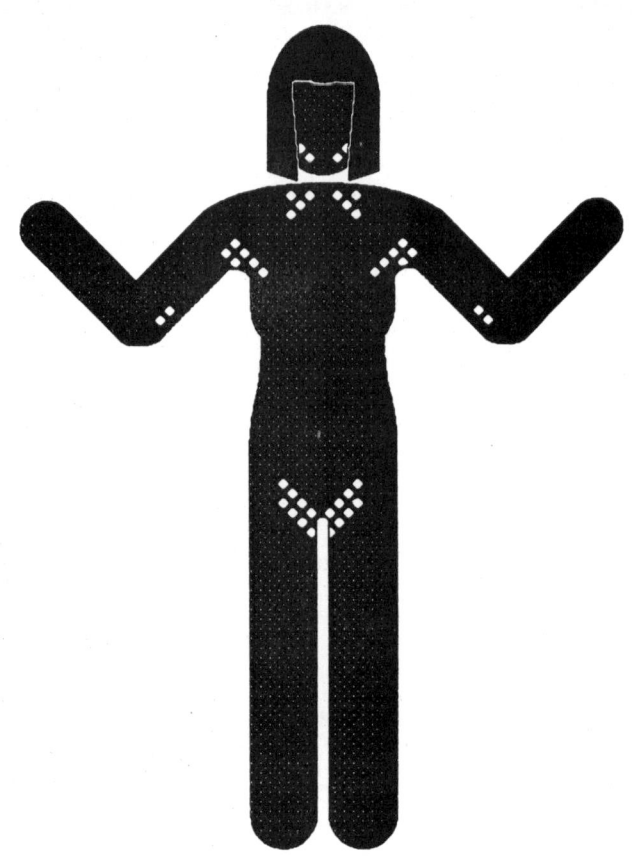

Lymphsystem

Das Lymphsystem nährt, reinigt und schützt die Gewebe und Organe des ganzen Körpers und entfernt deren Abbauprodukte. Es ist ein komplexes Netzwerk von kleinen Gefäßen, die Lymphe (eine Körperflüssigkeit) transportieren und die eines der Abwehrsysteme des Körpers gegen Infektionen bilden. Im Lymphsystem gibt es kein Pumporgan; der Transport der Lymphflüssigkeit wird durch die »Muskelpumpe« bewirkt. Mangelnde Bewegung kann zu Lymphansammlungen führen, die in den entsprechenden Körperpartien als Schwellungen auftreten. Bevorzugte Stellen sind die Knöchel und die Unterschenkel.

Lymphe, eine klare bis gelbliche Flüssigkeit, wird aus Blutplasma gebildet, das durch feine Kapillaren filtriert wird. Die Lymphe versorgt das Körpergewebe mit Sauerstoff und anderen Nährstoffen und entfernt Kohlendioxid, Bakterien und Gifte oder Fremdkörper. Sie ist besonders wichtig für die Hornhaut des Auges, das über keine eigenen Blutgefäße verfügt und für die Nährstoffversorgung auf die Lymphe angewiesen ist.

Das Lymphsystem besteht aus drei Hauptelementen: dem Kapillarnetz, den Lymphstämmen und den Lymphknoten. Das Kapillarnetz wirkt als Verteilungssystem für die Lymphe im ganzen Körper. Die Lymphstämme sammeln die Lymphe aus den Kapillaren und transportieren Abbauprodukte aus den Zellen, die sie aufgenommen haben, zu den großen Halsvenen. Dort entleeren sie ihre Fracht zur weiteren Verarbeitung in den Blutstrom. Die Lymphknoten sind Gewebeanhäufungen, die an verschiedenen Stellen des Lymphsystems zu finden sind, insbesondere in der Leistengegend, der Achselhöhle und am Hals. Es sind kleine, bohnenförmige Filter, die Abbauprodukte und Bakterien und andere Infektionserreger festhalten und entfernen. In den Lymphknoten werden Lymphozyten gebildet, kleine weiße Blutzellen, und an die durchströmende Lymphe abgegeben. Im Körper gibt es 600–700 Lymphknoten, die eine wichtige Rolle im Abwehrsystem des Körpers spielen.

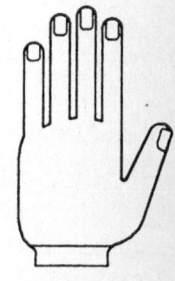

Beide Hände

Wenn infektiöse Mikroorganismen in den Körper eindringen, bilden die Lymphozyten Antikörper, mit denen sie die Erreger unschädlich machen. Die Lymphknoten können zwischen 10 und 100 000 unterschiedliche, spezifisch sensibilisierte Lymphozyten erzeugen. In Krisensituationen können manche Lymphozyten in jeder Sekunde 2000 Antikörper bilden. Dies ist der Grund, warum bei Infektionen die Lymphknoten so plötzlich und schmerzhaft anschwellen. Wegen seiner Aufgaben bei der Bereitstellung von Antikörpern ist das Lymphsystem für die unterschiedlichsten Krankheiten vom Pfeifer-Drüsenfieber bis hin zur Elephantiasis anfällig, einer Tropenkrankheit, die von bestimmten Stechmückenarten übertragen wird. Bei Elephantiasis ist die Filterwirkung der Lymphknoten aufgehoben, was zu unförmigem Anschwellen vieler Körperteile, insbesondere der Beine und der Genitalien führt.

Die Reflexzonenmassage des Lymphsystems kann die Gesundheit und Abwehrkraft dieses wichtigen Teils unseres Immunsystems erhalten helfen. Die Reflexzonen für das Lymphsystem befinden sich auf den Rücken beider Hände am Übergang zum Handgelenk und erstrecken sich von der Außenkante unter den kleinen Finger bis zu dem Bereich unter dem Zeigefinger. Am Fuß liegen die Reflexzonen im oberen Bereich der Sprunggelenkbeuge und reichen vom äußeren bis zum inneren Knöchel.

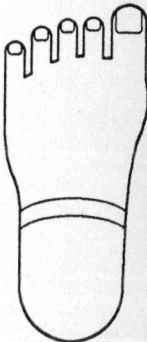

Beide Füße

TECHNIKEN

Da das Lymphsystem eine so wichtige Rolle für das Immunsystem des Körpers spielt, ist eine Stimulierung seiner Reflexzonen zu jedem Zeitpunkt vorteilhaft. Die unmittelbarsten Wirkungen erzielt man, wenn man sich auf diese Reflexzonen beschränkt, jedoch ist es anzuraten, auch andere Reflexe zu bearbeiten, insbesondere die Zonen der Nieren und der Leber, da diese Organe ebenfalls Schlackenstoffe aus dem Körper herausfiltern. Beim Drücken des Reflexes einatmen und beim Nachlassen ausatmen. Auf Empfindlichkeit im Bereich des Lymphreflexes achten, da dies auf eine Störung im Bereich des lymphatischen Systems hinweisen kann.

DIE HÄNDE – Die Lymphreflexzonen befinden sich auf beiden Handrükken im Bereich der Handwurzel. Sie erstrecken sich von der äußeren Handkante direkt unterhalb des kleinen Fingers über das Handgelenk zur Handinnenkante rechts unterhalb des Zeigefingers. Legen Sie die Hand so um das Handgelenk, daß der Daumen unten am Handballen ein Widerlager bildet. Mit Zeige- und Mittelfinger in einer kreisenden, knetenden Bewegung den ganzen Bereich durcharbeiten. Zwischen den Druckanwendungen nur geringfügig nachlassen. Den ganzen Bereich siebenmal bearbeiten, dabei den Druck jeweils steigern, jedoch nicht zu stark drücken, da der Handrücken sehr empfindlich ist und Quetschungen auftreten können. Immer die Reflexzonen beider Hände bearbeiten.

DIE FÜSSE – Die Reflexzone für das Lymphsystem befindet sich am Übergang zwischen Unterschenkel und Fußrücken. Der Bereich erstreckt sich vom inneren Knöchel zum äußeren. Den ganzen Bereich an jedem Fuß mit einer ähnlichen Technik wie bei den Händen stimulieren. Den Fußknöchel von oben her mit der Hand umschließen. Mit dem Daumen am Innenknöchel und den Fingern am Außenknöchel beginnen. Mit Zeige- und Mittelfinger mit der gleichen kreisenden, knetenden Bewegung den ganzen Bereich durcharbeiten. Den Druck jeweils steigern und dazwischen nur wenig nachlassen. Erst dann ganz aufhören zu drücken, wenn die Bearbeitung des Lymphsystems abgeschlossen ist.

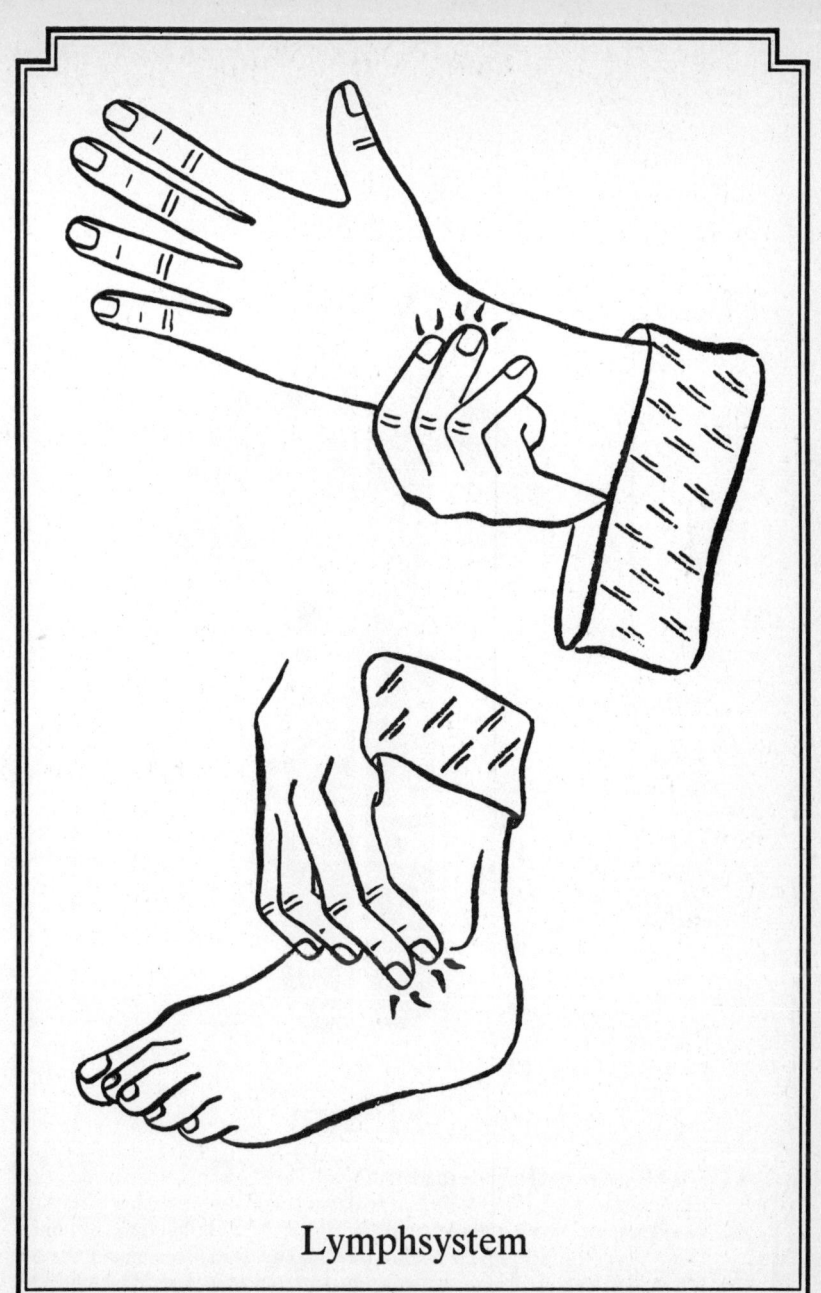

Lymphsystem

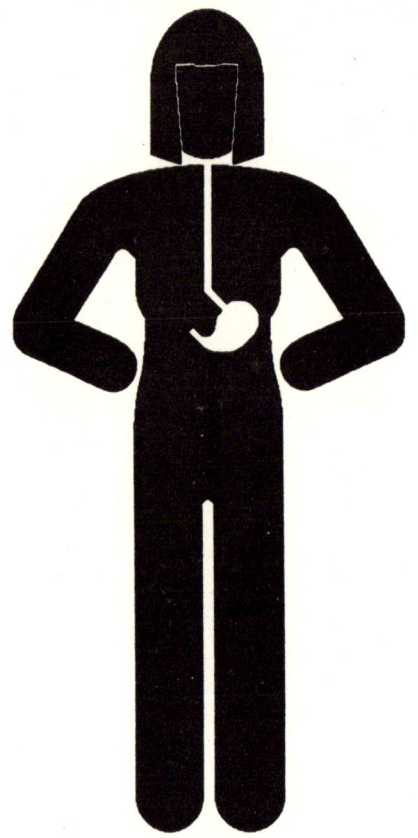

Magen

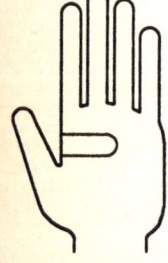

Der Magen ist das Hauptverdauungsorgan. Die Speisen werden beim Kauen mit Speichel befeuchtet, wobei im Speichel vorhandene Enzyme bereits mit der Zerlegung von Kohlenhydraten in verwertbare Bestandteile beginnen. Dann gleiten die Speisen die Speiseröhre hinunter zum Magenmund, der sich öffnet und den Bissen in den Magen eintreten läßt. Die Magenmuskeln ziehen sich etwa alle 20 Sekunden zusammen, wodurch die Speisen durchgearbeitet und mit Magensaft vermischt werden. Dieser Saft, der von 35 Millionen Drüsen in der Magenschleimhaut abgesondert wird, besteht aus Säuren, hauptsächlich Salzsäure, und Enzymen, u. a. Pepsin für die Eiweißverdauung und Labferment für den Abbau von Milchprodukten. Fette werden nur zum Teil im Magen, überwiegend im Darm verdaut.

Interessanterweise ist der Magen, von Wasser und Alkohol abgesehen, nicht direkt an der Nährstoffaufnahme des Körpers beteiligt. Wenn die Nahrung in einen dicklichen Brei verwandelt ist (Chymus), wird sie vom Magen in Schüben über den Magenpförtner in den Zwölffingerdarm bzw. Dünndarm abgegeben, wo sie weiter abgebaut und vom Körper resorbiert wird. Etwa 3–4 Stunden nach der Nahrungsaufnahme ist der Magen leer und bereit zur nächsten Füllung. Wenn sich der leere Magen zusammenzieht, tritt Magenknurren auf.

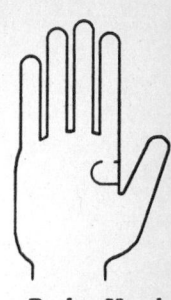

Rechte Hand

Der Magen ist eine einseitige, bohnenförmige Ausweitung des Verdauungsschlauchs und ist am oberen Ende dicker als am unteren. Er liegt hauptsächlich auf der linken Körperseite unter dem Zwerchfell und über den Gedärmen. Er ändert je nach der aufgenommenen Nahrungsmenge ständig seine Größe und faßt normalerweise bis zu zwei Liter. Im Magen können unangenehme Krämpfe des Magenmunds oder des Magenpförtners auftreten, Brechreiz durch gereizte Nervenenden und Völlegefühl durch Gase.

Die häufigsten Magenerkrankungen sind Gastritis und gastrointestinale Geschwüre. Gastritis, die Entzündung der Magenschleimhaut, tritt in drei Formen auf: Akute Gastritis entsteht meist durch Lebensmittelvergiftung, Infektionen oder zu schwere und fette Nahrung. Chronische Gastritis wird verursacht durch Alkoholismus, Vitaminmangel oder Streß. Toxische Gastritis ist durch das Verschlucken von Giften oder ätzenden Stoffen verursacht. Gastrointestinale Geschwüre werden durch Erosionen in der Magenschleimhaut hervorgerufen. Dadurch kommen die Salzsäure und andere Verdauungssäfte in direkten Kontakt mit den Magenwänden, die dadurch verätzt und aufgelöst werden. Die genaue Ursache dieser Erkrankung ist nicht bekannt, jedoch gilt Streß als erheblicher Risikofaktor.

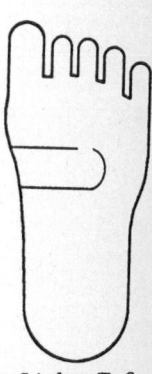

Linker Fuß

Da der Magen im täglichen Leben so vielen abnormen Belastungen ausgesetzt ist – von ungenügend gekauten Speisen bis hin zu psychisch bedingten Belastungen –, kann die Reflexzonenarbeit hier regulierend und entspannend wirken. Die Bearbeitung der Magenreflexzone regt den Magen zur Erhaltung seiner Funktionstüchtigkeit und der Gesundheit seiner Muskeln, Drüsen und der Schleimhaut an, mit der er ausgekleidet ist. Da der Magen überwiegend auf der linken Körperhälfte liegt, sind die Reflexzonen auf der linken Handfläche und Fußsohle größer als auf der rechten Handfläche bzw. Fußsohle. Auf der linken Handfläche liegt die Reflexzone genau unterhalb der Ballen unter dem Ringfinger, Mittelfinger und Zeigefinger. Auf der rechten Handfläche liegt die Reflexzone an der gleichen Stelle, jedoch nur unterhalb des Zeigefingers. Auf der linken Fußsohle befindet sich die Magenreflexzone zwischen etwa einem Viertel und der Hälfte der Strecke zwischen Zehe und Ferse und reicht von unterhalb der Falte zwischen der dritten und vierten Zehe bis zur Fußinnenkante. Auf der rechten Fußsohle liegt der Reflex entsprechend, jedoch nur unterhalb der großen Zehe.

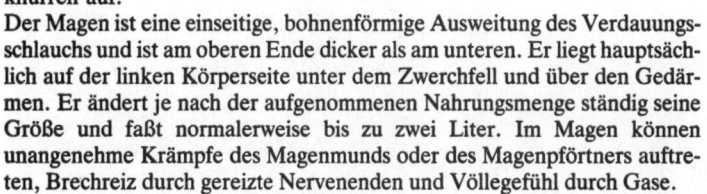

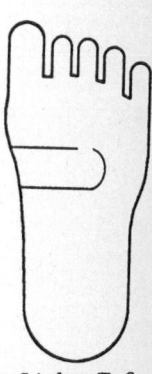

Rechter Fuß

TECHNIKEN

Die Magenreflexzonen auf der linken Hand und am linken Fuß bedecken einen relativ großen Bereich, wobei die rechte Zone deutlich größer ist. Dies entspricht den Magenanteilen, die sich auf der linken und rechten Körperhälfte befinden. Wenn sich auch die Magenreflexe überwiegend auf der linken Handfläche und Fußsohle befinden, so sollte doch bei der Bearbeitung die rechte Handfläche und Fußsohle nicht vergessen werden. Stellen Sie sich den Magen bei der Stimulierung seiner Reflexe vor; atmen Sie beim Drücken des Reflexes ein und beim Verringern des Drucks aus. Auf jegliche Empfindlichkeit im Reflexbereich achten. Dies kann ein Hinweis sein, daß mit dem Magen etwas nicht in Ordnung ist.

DIE HÄNDE – Die Magenreflexzone liegt quer auf der Mitte der linken Handfläche unterhalb der Ballen unter dem Ringfinger, Mittelfinger und Zeigefinger. Auf der rechten Handfläche liegt die Reflexzone an der gleichen Stelle, jedoch nur unterhalb des Zeigefingers. Mit dem Daumen in einer kreisenden, knetenden Bewegung drücken. Den ganzen Reflexbereich auf beiden Händen siebenmal bearbeiten. Mit leichtem, knetendem Druck beginnen, dann ein wenig, aber nicht ganz nachlassen. Den Druck von Mal zu Mal steigern und erst dann nicht mehr drücken, wenn die Bearbeitung abgeschlossen ist.

DIE FÜSSE – Zum Auffinden der Magenreflexzone auf der linken Fußsohle teilt man die Sohle zwischen Zehen und Ferse in Gedanken in vier Viertel. Die Reflexzone liegt dann im zweiten Viertel, von den Zehen aus gerechnet, unterhalb des Fußballens und reicht von der Fußkante unter der großen Zehe bis unterhalb der Furche zwischen dritter und vierter Zehe. Auf der rechten Fußsohle liegt die Zone entsprechend, reicht jedoch nur von der Fußkante bis unterhalb der Furche zwischen großer und zweiter Zehe. Mit der gleichen Technik wie bei den Händen den ganzen Reflexbereich an jedem Fuß siebenmal bearbeiten. Den Daumen in einer kräftigen, kreisenden Bewegung einsetzen. Dann den Druck etwas verringern. Den Druck von Mal zu Mal steigern und erst dann aufhören zu drücken, wenn die Bearbeitung der Magenreflexzone abgeschlossen ist.

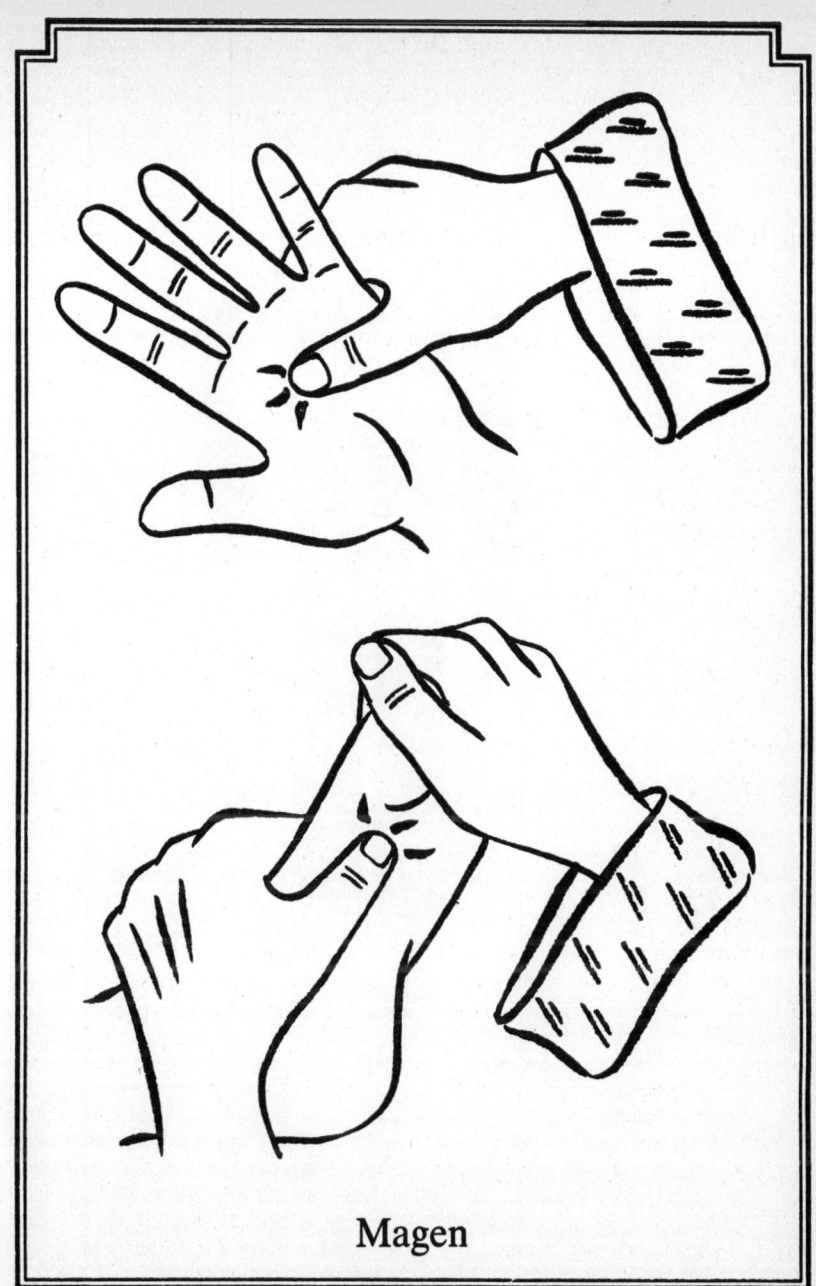

Magen

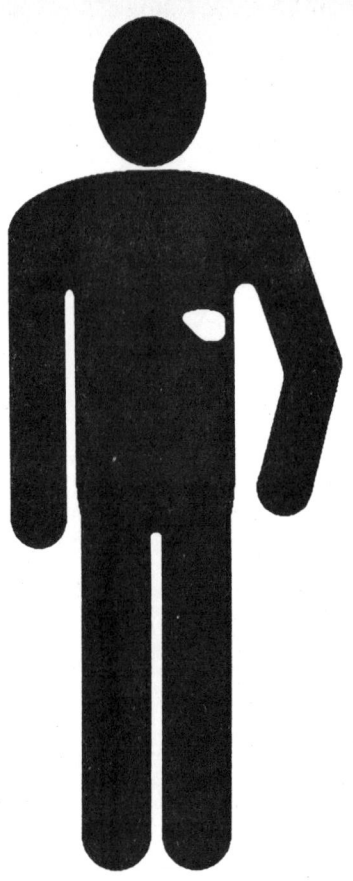

Milz

Die Milz ist eines der eigentümlichsten Organe des Körpers. Sie ist schmerz-unempfindlich und kann ohne wesentliche Beeinträchtigung der Gesundheit vollständig entfernt oder aus dem Bauchraum transplantiert werden. Dieses große, purpurfarbene Organ ist reich an Blut- und Lymphgefäßen und vereint mit zwei deutlich voneinander zu unterscheidenden Geweben, der weißen und roten Pulpa, zwei Organfunktionen in sich. Die weiße Pulpa hat hauptsächlich immunologische Aufgaben, während die rote Pulpa für die Beseitigung und Wiederverwertung der roten Blutzellen zuständig ist. Über viele Funktionen der Milz herrscht jedoch noch Unklarheit.

Das wenige, das über die Milz bekannt ist, ist leicht aufzuzählen. Sie filtert und speichert Blut und gibt es bei Bedarf wieder ab, so daß die im Körper umlaufende Blutmenge konstant bleibt. Außerdem zerstört die Milz überalterte rote Blutkörperchen und speichert das dabei frei werdende Eisen zum Aufbau von neuem Hämoglobin, das zur Verhütung von Anämie benötigt wird. Vermutlich ist die Milz auch an Verdauungsprozessen beteiligt, da sie sich während der Verdauung geringfügig vergrößert und bei hungernden Menschen deutlich kleiner ist. Als lymphatisches Organ filtert die Milz Verunreinigungen und Gifte im Lymphstrom heraus und stellt Lymphozyten her, jene kleinen weißen Blutzellen, die eine so wichtige Rolle im Immunsystem des Körpers spielen. Dennoch ist die Milz kein lebenswichtiges Organ – wenn sie operativ entfernt wird, werden ihre Funktionen voll von der Leber, dem Knochenmark und den Lymphknoten übernommen.

Eine durchschnittliche gesunde Milz ist etwa 12 cm lang, 7 cm breit und 4 cm dick. Sie wiegt etwa 300 g und liegt links unten im Brustkorb zwischen der Rückseite des Magens und dem Zwerchfell. Die Milz ist nicht mit anderen Organen verbunden, sondern gibt ihre Sekrete direkt in das Blut und die Lymphe ab, wodurch sie zur größten endokrinen Drüse des Körpers wird.

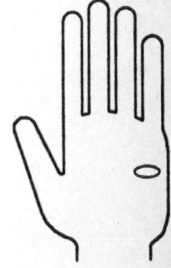

Linke Hand

Spezifische Erkrankungen der Milz scheint es nicht zu geben. Sie reagiert jedoch direkt auf Verletzungen und Komplikationen aufgrund von Infekten und Erkrankungen in anderen Teilen des Körpers, wie z. B. Malaria, bestimmte Formen von Krebs und Leukämie sowie eine Reihe von Virusinfektionen. In solchen Fällen kann sich die Milz zum Teil erheblich vergrößern – es wurde bereits das Dreißigfache der ursprünglichen Größe beobachtet. Wenn die Ursache der Milzvergrößerung nicht behandelt werden kann, muß die Milz in vielen Fällen entfernt werden. Nachteilige Folgen treten bei diesem Eingriff nicht auf, wenn man einmal davon absieht, daß Menschen ohne Milz etwas anfälliger für Infektionen und Anämie zu sein scheinen.

Wenn auch vieles darauf hinweist, daß die Milz ein weniger wichtiges Organ ist, so ist sie doch Teil eines gesunden Körpers. Eine Reflexzonenbehandlung der Milz kann zu ihrer Gesunderhaltung beitragen und dadurch die Widerstandsfähigkeit des Körpers gegenüber Infektionen und Erkrankungen steigern. Da die Milz ein Organ der linken Körperhälfte ist, liegen die Reflexzonen nur auf der linken Handfläche und der linken Fußsohle. An der linken Handfläche liegt der Reflexpunkt etwa in der Mitte zwischen der Basis der Finger und dem Handgelenk unterhalb des kleinen Fingers. Auf der

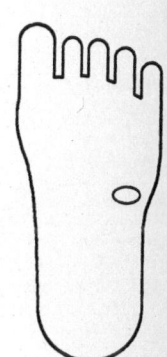

Linker Fuß

linken Fußsohle liegt der Reflexbereich etwa in der Mitte zwischen Zehen und Ferse unter der vierten und fünften Zehe.

TECHNIKEN

Da sich die Milz auf der linken Körperseite befindet, sind die Reflexzonen nur auf der linken Handfläche und der linken Fußsohle vorhanden. Bei der Stimulierung des Reflexes bewußt und energisch drücken, jedoch Schmerzen oder Quetschungen an Hand bzw. Fuß unbedingt vermeiden. Auf Überempfindlichkeit im Bereich der Milzreflexzone achten, da dies auf eine Störung im Bereich der Milz hinweisen kann, die deren einwandfreie Funktion beeinträchtigt. Stellen Sie sich bei der Bearbeitung des entsprechenden Reflexes die Milz vor, und halten Sie sich ihre Aufgaben bei der Bekämpfung von Erkrankungen, der Blutreinigung und der Verwertung des Hämoglobins vor Augen. Den Atemrhythmus mit der Bearbeitung abstimmen, d. h., beim Drücken des Reflexes einatmen und beim Verringern des Drucks ausatmen.

DIE HAND – Die Milzreflexzone der Hand befindet sich auf der linken Handfläche etwas unterhalb des Punkts in der Mitte zwischen der Basis der Finger und dem Handgelenk unterhalb des kleinen Fingers. Den Milzreflex auf der Handfläche mit dem Daumen mit kräftigem, kreisendem Druck siebenmal bearbeiten. Mit geringem Druck beginnen, dann etwas nachlassen, jedoch nicht völlig loslassen. Bei jedem nachfolgenden Drücken mehr Kraft einsetzen und dazwischen etwas lockerlassen. Erst dann ganz loslassen, wenn die Bearbeitung des Milzreflexes abgeschlossen ist.

DER FUSS – Die Milzreflexzone am Fuß befindet sich an der linken Fußsohle etwa in der Mitte zwischen der Basis der Zehen und der Rückseite der Ferse. Sie erstreckt sich von der Furche zwischen der dritten und vierten Zehe bis zur Fußkante unterhalb der kleinen Zehe. Die Milzreflexzone mit der gleichen Technik wie bei der Hand siebenmal stimulieren. Mit einer Hand die Zehen in Richtung des Fußballens drücken. Mit dem Daumen der anderen Hand die Reflexzone mit festem, kreisendem Druck bearbeiten. Beim ersten Mal langsam und gefühlvoll drücken, dann den Druck etwas verringern. Beim zweiten Mal etwas mehr Kraft aufwenden, dann ein wenig nachlassen. Den Druck fortlaufend steigern und dann erst ganz loslassen, wenn die Bearbeitung der Milz abgeschlossen ist.

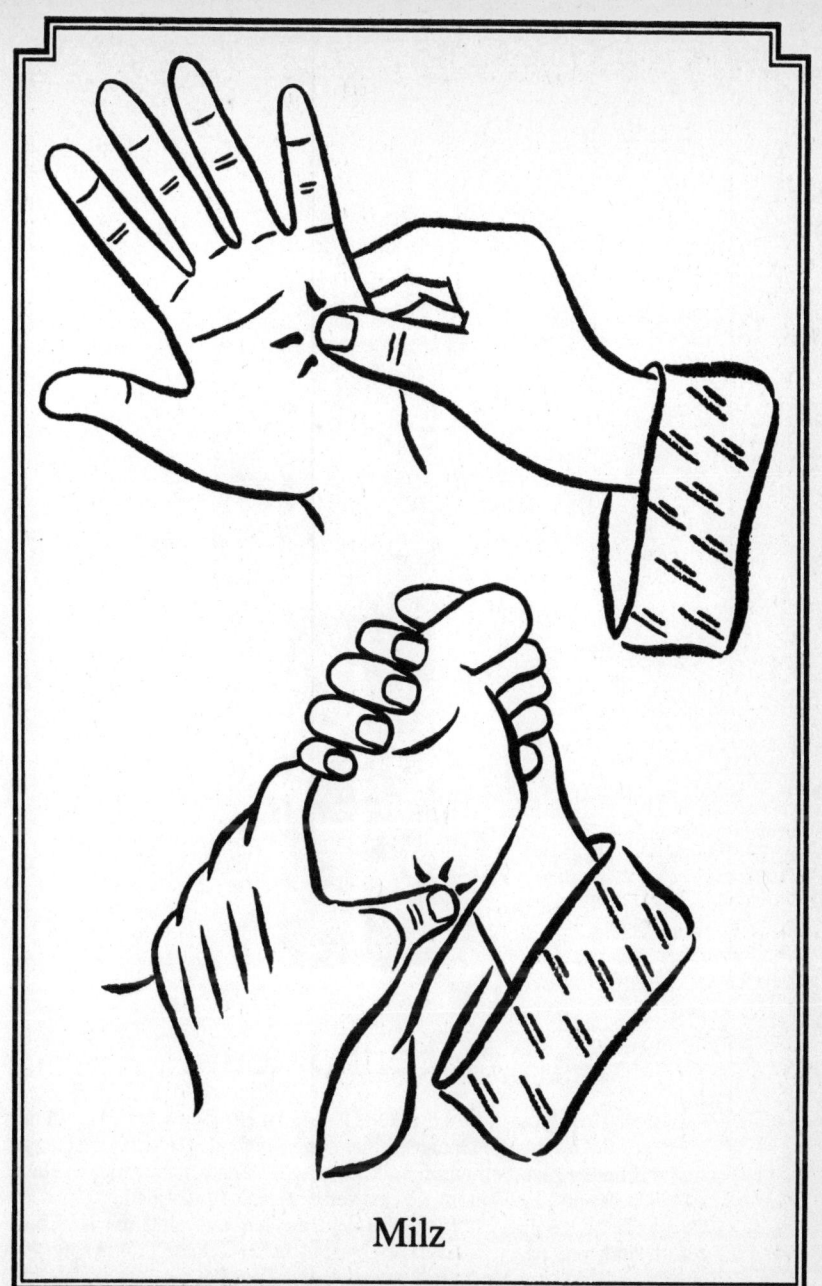

Milz

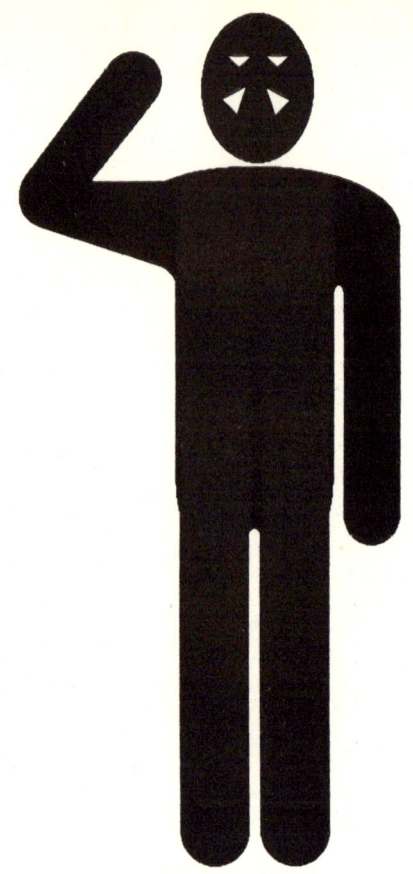

Nebenhöhlen

Wenn von den Nebenhöhlen die Rede ist, sind meist diejenigen Hohlräume gemeint, die durch enge Gänge mit der Nase verbunden sind. Diese Gänge sind mit feinen Flimmerhaaren und der gleichen Schleimhaut wie die Nase ausgekleidet und erfüllen im Körper verschiedene Funktionen.

Da die Nebenhöhlen Hohlräume bilden, die mit Luft statt mit Knochen gefüllt sind, verringert sich das Gesamtgewicht des Schädels. Dies sorgt für ein ausgeglicheneres Verhältnis zwischen dem Gewicht des schweren Schädels und dem der erheblich leichteren Knochen, auf denen dieser ruht. Die Nebenhöhlen bilden einen Resonanzkörper, der das Volumen der Stimme eines Sprechers oder Sängers verbessert. Die Schleimhäute der Nebenhöhlen sondern Schleim ab, der im Zusammenspiel mit den Wellenbewegungen der kleinen Härchen Staub, Bakterien und andere unerwünschte Fremdkörper abhält, die durch die Nase in den Körper eindringen könnten. Diese können daher nicht in die Lungen gelangen, so daß auch die Nebenhöhlen eine der Verteidigungslinien des Körpers gegen Bakterieneinbruch und Infektionen sind.

Mit der Nase sind vier Paare von Nebenhöhlen verbunden. Die Keilbeinhöhlen sind zwei unregelmäßig geformte Hohlräume im hinteren Teil des Kopfes. Oberhalb der Augen liegen die Stirnhöhlen; sie sind es meist, die bei Nebenhöhlenentzündungen den Kopfschmerz verursachen. Direkt darunter, jedoch hinter Augen und Nase, liegt die Siebbeinhöhle, die sich direkt zur Nasenhöhle öffnet. Auch diese sind am Nebenhöhlenkopfschmerz beteiligt. Unterhalb der Augen erstrecken sich zum Oberkiefer die Kieferhöhlen, die hauptsächlich durch Zahn- und Zahnfleischerkrankungen in Mitleidenschaft gezogen werden.

Wegen ihrer Verbindung zur Nasenpassage sind die Nebenhöhlen vielfältigen Gefahren ausgesetzt. Pollen, die Heuschnupfen und andere Allergien auslösen, können die Schleimhäute der Nebenhöhlen reizen und zum Anschwellen bringen. Viren, die Erkältungen und Grippe hervorrufen, können sich in den Nebenhöhlen ansiedeln und das Allgemeinbefinden erheblich beeinträchtigen sowie Hals und Ohren infizieren. Luftverschmutzung ist häufig die Ursache für Nebenhöhlenreizungen und Atembeschwerden; Krankheitserreger von Entzündungen des Mundraums können zu den Nebenhöhlen wandern und die Schleimhäute infizieren. Wenn solche Erreger vorhanden sind, entzünden sich die Schleimhäute, mit denen die Nebenhöhlen ausgekleidet sind, und die Nebenhöhlen können sich mit Eiter füllen. Dann liegt eine Sinusitis vor, die sich in der Regel durch Kopfschmerz äußert. Gleichzeitig tritt meist ein gelbliches oder grünliches Sekret auf, das in die Nase und den Rachenraum läuft.

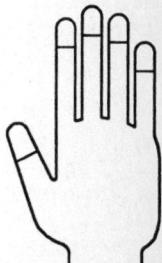

Beide Hände

Die Reflexzonenmassage der Nebenhöhlen erfüllt zwei Aufgaben. Die erste ist präventiver Art: Die Stimulierung trägt zur Gesunderhaltung der Schleimhäute der Nebenhöhlen bei und regt diese an, angesammelte Schadstoffe regelmäßig zu entfernen. Die zweite ist therapeutischer Art: In vielen Fällen konnten Nebenhöhlenentzündungen gelindert, verstopfte Atemwege frei gemacht und die damit verbundenen Kopfschmerzen gemildert werden.

Die Reflexzonen für die Nebenhöhlen befinden sich an beiden Händen und beiden Füßen. Diejenigen an der linken Hand entsprechen den linken Nebenhöhlen, diejenigen an der rechten Hand den rechten Nebenhöhlen. An den Händen liegen die Nebenhöhlenreflexzonen an den obersten Gelenken und Knöcheln der Daumen und Finger und umfassen auch die Beeren, Kuppen und Seiten der Finger sowie Teile der Nägel und des Nagelbetts. An den Füßen befinden sich die Bereiche an den obersten Gelenken und Knöcheln der Zehen und schließen wie bei den Händen auch die Seiten, Kuppen, Beeren und Nägel ein.

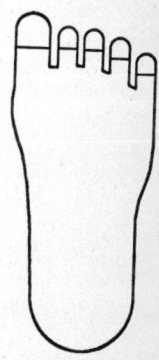

Beide Füße

TECHNIKEN

Eine allgemeine Behandlung der Reflexe im Bereich der Nebenhöhlenre
flexzonen ist zwar nützlich, jedoch erzielt man durch direkte Bearbeitung der
spezifischen Reflexe die unmittelbarsten Wirkungen. Nehmen Sie sich Zeit,
und bearbeiten Sie alle Reflexzonen langsam und bewußt. Behandeln Sie
jeweils den rechten und den linken Nebenhöhlenbereich, auch wenn nur eine
Seite erkrankt zu sein scheint. Stellen Sie sich die Nebenhöhle vor, mit der
Sie sich befassen, und atmen Sie beim Drücken des Reflexes ein und beim
Zurücknehmen des Drucks aus. Die Schmerzgrenze keinesfalls überschrei-
ten und auf jede Überempfindlichkeit achten. Sie kann ein Hinweis auf eine
Erkrankung der Nebenhöhlen sein, was Sie in die Lage versetzt, rechtzeitig
Gegenmaßnahmen zu ergreifen.

DIE HÄNDE – Die Nebenhöhlenreflexzonen an beiden Händen sind die
obersten Gelenke und Knöchel der Daumen und Finger. Sie umfassen das
gesamte Gelenk, die Beeren, Kuppen, Seiten und Nägel der Finger sowie
Bereiche unter den Nägeln. Nehmen Sie das oberste Gelenk zwischen
Daumen, Zeige- und Mittelfinger, und bearbeiten Sie es mit einer kräftigen,
kreisenden Druckbewegung. Mit dem Daumen beginnen und jeweils nach-
einander alle fünf Finger bearbeiten. Beim ersten Mal die fünf Finger nicht
zu stark drücken, dann beim zweiten Durchgang etwas kräftiger drücken.
Bei jedem weiteren Durchgang den Druck steigern, bis alle Finger siebenmal
behandelt wurden. Nach dem letzten Durchgang den Daumen und die Finger
abschließend drei- bis viermal im und entgegen dem Uhrzeigersinn hin und
her drehen.

DIE FÜSSE – Die Nebenhöhlenreflexzonen an den Füßen sind die obersten
Gelenke und Knöchel der Zehen einschließlich der Beeren, Spitzen, Seiten,
Nägel und der Bereiche unter den Nägeln. Mit Zeige- und Mittelfinger einer
Hand am Nagel der zu bearbeitenden Zehe ein Widerlager bilden. Dann den
Daumen der anderen Hand auf die Zehenbeere legen und mit Zeige- und
Mittelfinger dieser Hand die anderen Finger gegen die Zehe pressen.
Dadurch entsteht eine ausreichende Hebelwirkung zur Ausübung des
Drucks, der für die Stimulierung der Reflexzone erforderlich ist. Mit einer
kräftigen, kreisenden Druckbewegung arbeiten. Jeweils der Reihe nach von
der großen zur kleinen Zehe in sieben Durchgängen arbeiten. Bei jedem
Durchgang den Druck steigern, bis alle Zehen siebenmal bearbeitet wurden.
Anschließend jede Zehe drei- bis viermal im und entgegen dem Uhrzeiger-
sinn hin und her drehen.

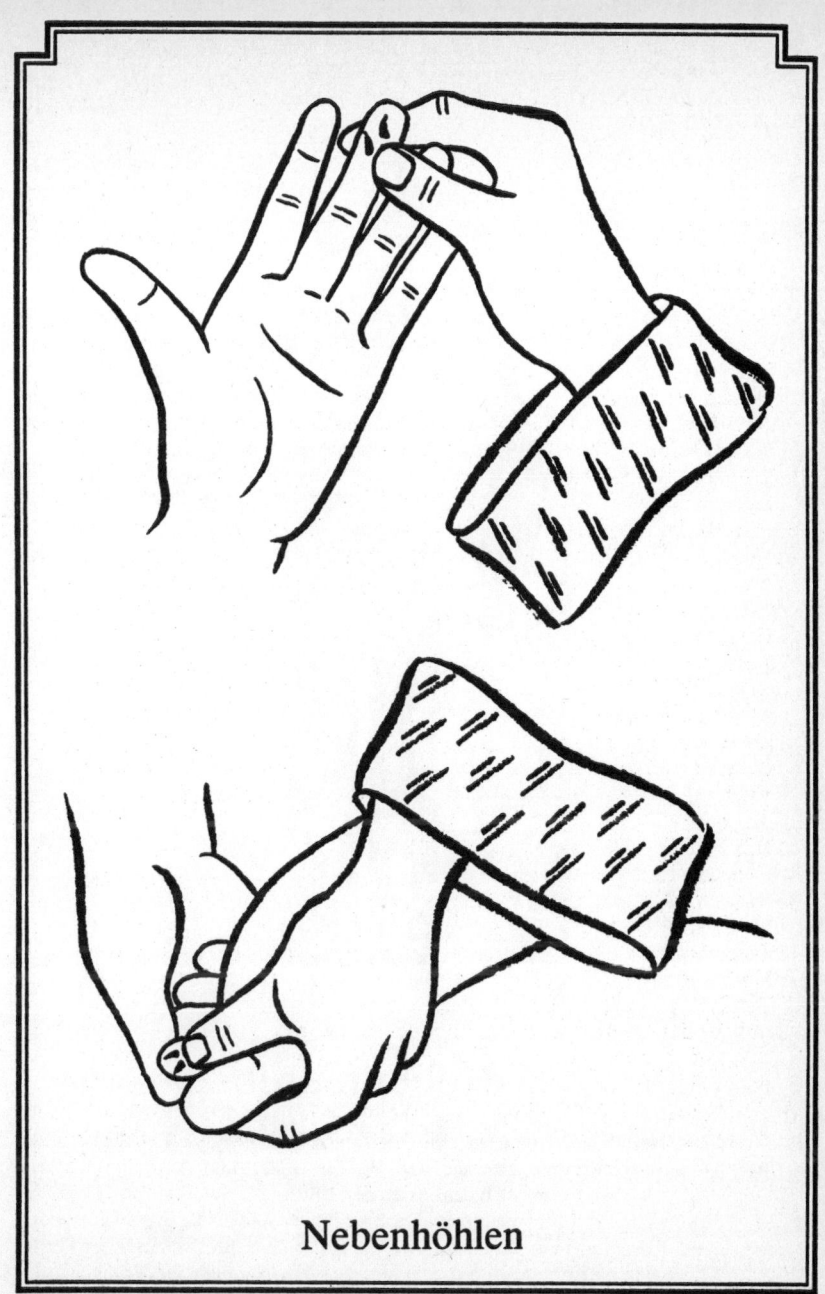

Nebenhöhlen

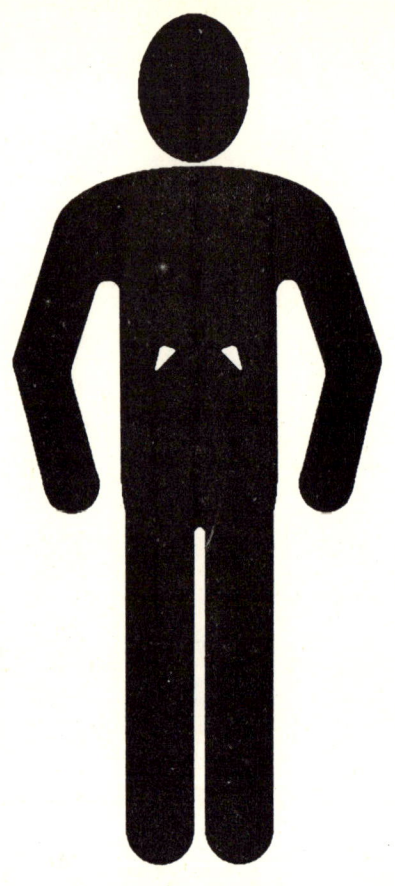

Nebennieren

Die Nebennieren steuern eine Vielzahl lebenswichtiger Funktionen. Sie schütten Hormone aus, die den Wasser- und Mineralstoffhaushalt des Körpers regeln, und sie beeinflussen den Blutdruck, indem sie den Natrium- und Kaliumspiegel bestimmen. Darüber hinaus spielen die in den Nebennieren erzeugten Hormone eine wichtige Rolle beim Stoffwechsel der Fette, Eiweiße und Kohlenhydrate. Das Hormon Noradrenalin, ein Vasokonstriktor, wirkt mit an der Aufrechterhaltung des Tonus der unwillkürlichen Muskulatur wie z. B. des Herzens und der Verdauungsmuskulatur. Das Hormon Hydrokortison ist ein natürlicher Verwandter des Kortisons und wirkt entzündungshemmend. Ein weiteres Hormon ist Adrenalin, das dem Körper Erschöpfungs- und Ermüdungszustände überwinden hilft.

In Streßsituationen reagieren die meisten Menschen mit einem »Kampf-oder-Flucht-Reflex«. Die Nebennieren erhalten vom sympathischen Nervensystem ein Signal zur Freisetzung von Adrenalin. Dieses Hormon bewirkt die Freisetzung von Glukose, wodurch augenblicklich hohe Leistungsreserven mobilisiert werden. Zugleich stimuliert es die Herztätigkeit, wodurch auch die Blutversorgung der Muskeln verbessert wird. Außerdem erweitert es die Atemwege, was die Atmung erleichtert. Aus diesem Grund werden Asthmatikern, die bei großen Belastungen zu Anfällen neigen, zur Linderung der Symptome in der Regel Adrenalin-Gaben in irgendeiner Form verabreicht.

Die Nebennieren sind kleine, dreieckige Gebilde, die auf dem oberen Pol der Nieren sitzen. Sie bestehen aus zwei verschiedenen Organen. Der weiche, dunkelbraune innere Teil wird als Nebennierenmark bezeichnet. Dieses erzeugt die Hormone Adrenalin und Noradrenalin. Die äußere Schicht oder Nebennierenrinde hat goldgelbes Aussehen. Sie wird von der Hypophyse gesteuert und erzeugt über 30 Hormone, die chemisch den Steroiden zuzuordnen sind und viele Stoffwechselfunktionen des Körpers regeln.

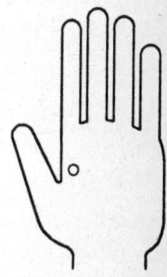

Beide Hände

Die Erkrankungen der Nebenniere lassen sich grob in zwei Kategorien einteilen. Die Nebennierenunterfunktion ist lebensbedrohlich. Sie ist unheilbar, kann jedoch durch die Anwendung von Hormonextrakten und künstlichen Hormonen unter Kontrolle gehalten werden. Die Nebennierenüberfunktion ist häufig durch Geschwülste in den Nebennieren oder der damit zusammenhängenden Hypophyse bedingt und kann zu Symptomen wie Bluthochdruck, ständigen Angstzuständen, hohen Kaliumverlusten mit dadurch bedingter Muskelschwäche und Krampfneigung sowie zu hohen Salzkonzentrationen im Harn führen, die schwere Nierenschäden hervorrufen können. Die operative Entfernung der Tumoren bewirkt in der Regel eine schlagartige Verbesserung oder sogar Beseitigung der Symptome.

Die Rolle, die die Reflexzonenarbeit für die Nebennieren spielen kann, ist präventiver Art. Die Behandlung der Nebennieren-Reflexpunkte an den Händen und Füßen unterstützt die normale Hormonproduktion der Nebennieren und kräftigt ihre Gesundheit und Widerstandsfähigkeit gegenüber Krankheiten. Da die Nebennieren ein paariges Organ sind, gibt es auch an beiden Händen und beiden Fußsohlen je einen Reflexpunkt. Die Punkte an der linken Hand und am linken Fuß stimulieren die linke Nebenniere; die Punkte an der rechten Hand und am rechten Fuß stimulieren die rechte Nebenniere. Der Reflexpunkt an der Hand befindet sich über der Daumensehne auf etwa einem Drittel der Strecke zwischen der Basis des Zeigefingers und dem Handgelenk. Der Reflexpunkt am Fuß befindet sich in der Nähe der Basis des Fußballens unterhalb der großen Zehe.

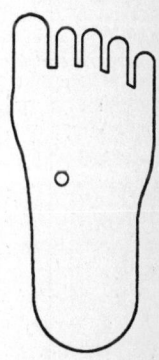

Beide Füße

TECHNIKEN

Die Nebennierenbereiche sind ziemlich kleine und spezifische Punkte an Händen und Füßen. Stellen Sie sich die Nebenniere vor, die Sie stimulieren wollen, und regeln Sie Ihre Atmung. Atmen Sie beim Drücken des Reflexes ein, und atmen Sie wieder aus, wenn Sie den Druck verringern. Bearbeiten Sie die Stelle langsam und überlegt, jedoch nur bis zur Schmerzgrenze. Da es zwei Nebennieren gibt, bearbeitet man am besten die Reflexe für beide Organe.

DIE HÄNDE – Zum Auffinden des Nebennierenpunkts auf der rechten und linken Handfläche legen Sie den Daumen auf den Ballen unterhalb des Zeigefingers. Gehen Sie mit dem Daumen gerade nach unten zum Handgelenk. Bleiben Sie kurz vor dem Innenrand des Daumenballens stehen. Dies ist der Reflexpunkt der Nebennieren. Drücken Sie diese Stelle kräftig mit dem Daumen. Tun Sie dies siebenmal. Beim ersten Mal langsam und sanft zu drücken beginnen, dann den Druck etwas verringern. Nicht völlig aufhören zu drücken, nur etwas nachlassen. Beim zweiten Drücken etwas mehr Druck ausüben, dann wieder nachlassen. Den Druck fortlaufend steigern, aber nicht völlig aufhören zu drücken, bis die Behandlung abgeschlossen ist.

DIE FÜSSE – Zum Auffinden des Nebennierenpunkts an der rechten und linken Fußsohle müssen zuerst die Zehen angezogen werden. Dadurch wird eine Sehne tastbar, die sich zwischen Fußballen und Ferse erstreckt. Dann mit dem Daumen entlang dieser Sehne bis zu dem Punkt kurz vor der Mitte zwischen den Zehen und der Ferse im Fußgewölbe gehen. Wenn Sie an Ihrem rechten Fuß arbeiten, wobei die Fußsohle zu Ihnen weist, setzen Sie den Daumen rechts von der Sehne an. Dies ist der Nebennierenreflexpunkt. Wenn Sie an Ihrem linken Fuß arbeiten, befindet sich der Punkt an der entsprechenden Stelle links von der Sehne. Diesen Punkt kräftig mit dem Daumen drücken, und den Vorgang wie bei der Hand beschrieben siebenmal wiederholen. Beim ersten Mal langsam und sanft zu drücken beginnen. Den Druck etwas verringern, jedoch nicht völlig lösen; nur etwas nachlassen. Den Druck jedesmal steigern und dazwischen etwas nachlassen. Erst dann nicht mehr drücken, wenn die Bearbeitung der Nebennierenpunkte beendet ist.

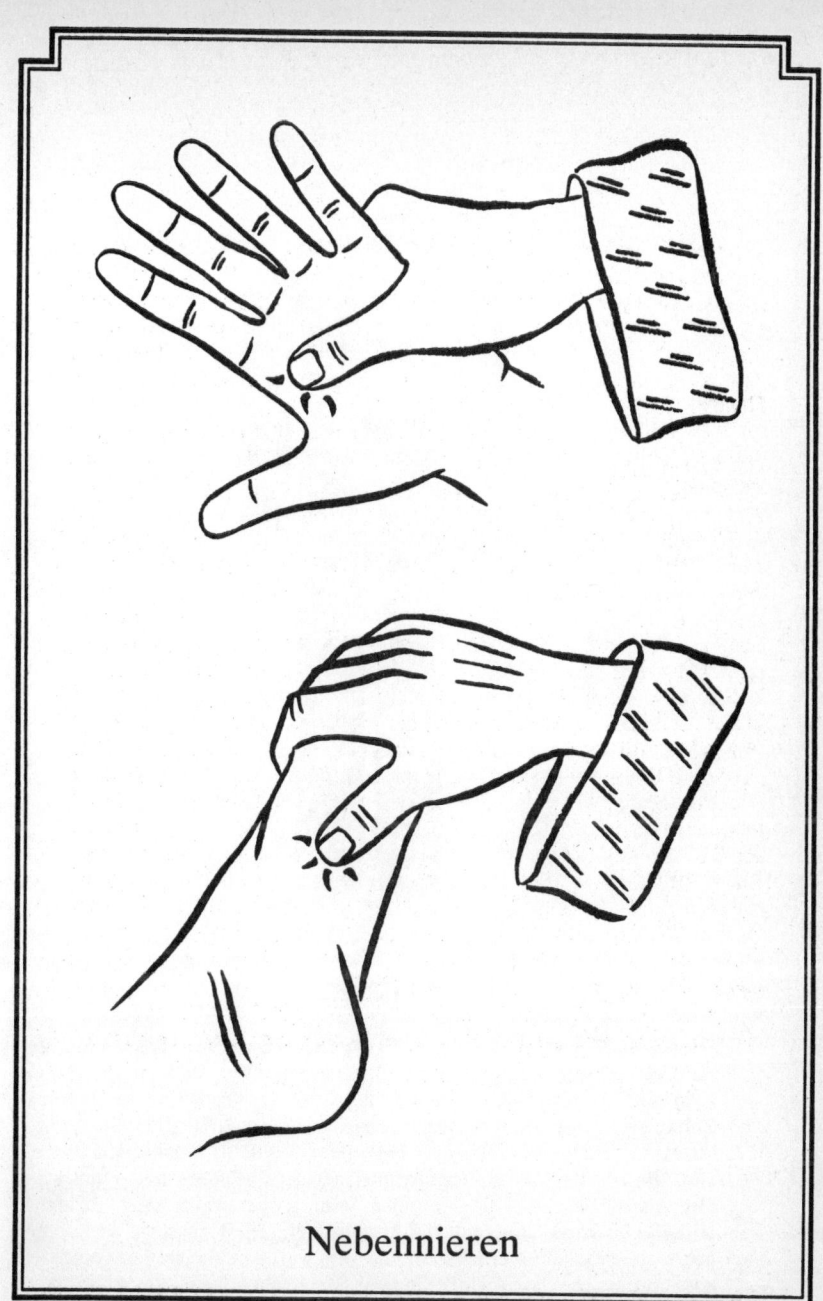

Nebennieren

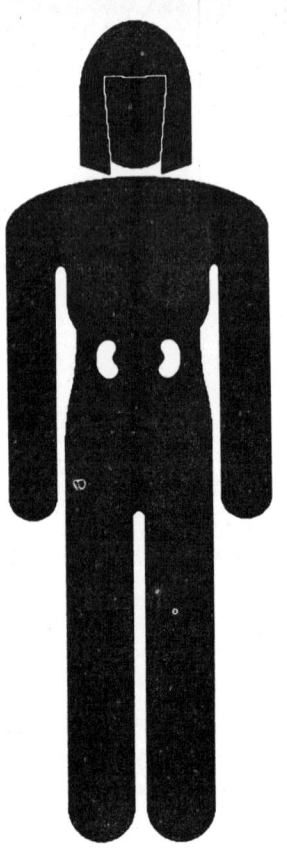

Nieren

Die beiden Nieren, die wichtigsten Organe des Harnapparats, regulieren den Flüssigkeitshaushalt des Körpers und reinigen das Blut. Kein anderes Organ ist in der Lage, feste Abbauprodukte aus dem Blut zu entfernen, und seit den Zeiten des griechischen Arztes Hippokrates nutzen Ärzte die Inhaltsstoffe des Ausscheidungsprodukts der Nieren, des Harns, als diagnostische Hilfe. Die Nieren sind ein außerordentlich anpassungsfähiges und effizientes Organ und arbeiten auch dann noch, wenn sie beschädigt oder nur mehr teilweise funktionsfähig sind. Bei Ausfall einer Niere kann sogar die andere deren Aufgabe mit übernehmen, und 1954 wurde mit einer Niere erstmals eine erfolgreiche Transplantation beim Menschen vorgenommen.

Die Nieren haben etwa die Größe einer Faust und wiegen durchschnittlich 150 g. Diese bohnenförmigen Organe liegen hinter der Bauchhöhle und der Leber unter den kurzen Rippen. Durch die Nieren fließen täglich etwa 1500 l Blut. Dieses gelangt über die Nierenarterie in ein Nephron, eine von über einer Million Filtereinheiten, über die eine gesunde Niere verfügt. Das Nephron ist so ausgelegt, daß keine großen Eiweißmoleküle und Blutzellen in die Nieren übertreten können, während andere Flüssigkeiten und kleinmolekulare Bestandteile ausgepreßt werden. Anschließend werden bestimmte Enzyme, Salze, Zucker und der größte Teil des Wassers rückresorbiert. Die verbleibende Flüssigkeit verläßt mit den Schlackenstoffen die Niere als Urin. Täglich werden etwa 1½–2 l Urin erzeugt und ausgeschieden. In dieser Weise steuern die Nieren den Wasser/Salzhaushalt in den Körperzellen. Damit regeln sie den Blutdruck im Körper; gleichzeitig erzeugen sie die Hormone, die die Bildung von roten Blutzellen im Knochenmark auslösen.

Trotz ihrer bemerkenswerten Fähigkeit zur Selbstheilung können an den Nieren die verschiedensten Krankheiten und Schäden auftreten. Stumpfe Gewalteinwirkung gegen die Nieren kann zur Zerstörung von Nephronen oder auch der ganzen Niere führen. Nierenentzündungen können entstehen durch Infektionen, durch toxische Stoffe, die in den Nieren selbst gebildet oder von anderen Organen zugeführt werden, oder durch eine Störung der Blutzufuhr zu den Nieren oder des Harnabflusses aus den Nieren. Zu den häufigeren Erkrankungen gehören Nierensteine, die durch die Konzentration und Kristallisation unlöslicher Schlackenstoffe wie Harnsäure, Kalzium und Oxalat im Urin entstehen. Viele der Steine verlassen die Niere als mikroskopische Kristalle, jedoch kann der Abgang größerer Steine heftigste Schmerzen verursachen. Derzeit gibt es keine dauerhafte Heilung von Nierensteinen; man kann daher nur zur Vorbeugung raten.

Eine Bearbeitung der Nierenreflexe kann diese zur Durchspülung anregen. Dies kann sich positiv auf deren Gesundheit auswirken, da viele der schädlichen Schlackenstoffe ausgeschieden werden, die eine Nierenentzündung hervorrufen könnten. Außerdem werden auch bereits vorhandene kleinere Nierensteine ausgeschieden, und die Entstehung von hyperkonzentriertem Harn wird vermieden, für die Bildung dieser Steine begünstigt. Die Nierenreflexzonen befinden sich auf beiden Handflächen und beiden Fußsohlen. Auf den Handflächen befindet sich der Bereich innerhalb der Daumensehne, genau unterhalb des Zeigefingers. Auf den Fußsohlen befindet sich die Reflexzone in der Mitte der weichen Vertiefung des Fußgewölbes nahe der Mitte der Fußsohle.

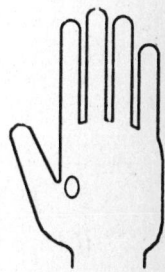

Beide Hände

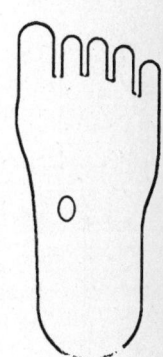

Beide Füße

TECHNIKEN

Da die Nieren ein paariges Organ sind, liegen die Nierenreflexzonen auf beiden Handflächen und beiden Fußsohlen. Eine allgemeine Bearbeitung im weiteren Bereich der Nierenreflexzonen ist wünschenswert und vorteilhaft, jedoch erzielt man die unmittelbarsten Ergebnisse im Reflexbereich selbst. Es empfiehlt sich auch, jeweils beide Nierenzonen zu bearbeiten. Stellen Sie sich die Niere vor, an der Sie arbeiten, und atmen Sie beim Drücken des Reflexes ein und beim Verringern des Drucks aus. Bei der Druckanwendung auf Überempfindlichkeit achten. Dies könnte auf eine Erkrankung der Niere hinweisen. Den Bereich langsam und bewußt bearbeiten, jedoch die Schmerzgrenze nicht überschreiten.

DIE HÄNDE – Zum Auffinden der Nierenzone auf der rechten und linken Handfläche den Daumen auf den Ballen unterhalb des Zeigefingers legen. Mit dem Daumen in gerader Linie in Richtung Handgelenk gehen. An der Innenseite des großen Ballens an der Daumenbasis stehenbleiben. Dies ist die Nierenreflexzone. Diesen Bereich mit dem Daumen kräftig drücken. Den Vorgang siebenmal wiederholen. Beim ersten Mal zunächst langsam und sanft drücken, dann den Druck etwas verringern, jedoch nicht ganz aufhören zu drücken. Bei den nächsten Malen den Druck jeweils steigern und dazwischen etwas nachlassen. Erst dann nicht mehr drücken, wenn die Bearbeitung abgeschlossen ist.

DIE FÜSSE – Zum Auffinden der Nierenreflexzone an der rechten und linken Fußsohle mit einer Hand die Zehen zurückbiegen. Dann wird eine Sehne sichtbar, die vom Fußballen zur Ferse verläuft. Mit dem Daumen entlang dieser Sehne zu einem weichen Bereich etwa in der Mitte zwischen Ballen und Ferse am höchsten Punkt des Fußgewölbes gehen. Dies ist der Nierenreflex. Nun die Zehen mit der Hand in Richtung Fußballen drücken. Mit dem Daumen der anderen Hand den Nierenreflex kräftig drücken, und zwar insgesamt siebenmal. Beim ersten Mal langsam und sanft drücken, den Druck etwas verringern, dann erneut und etwas kräftiger drücken. Den Druck von Mal zu Mal steigern, und dazwischen etwas abschwächen. Erst dann aufhören zu drücken, wenn die Bearbeitung der Nierenzone abgeschlossen ist.

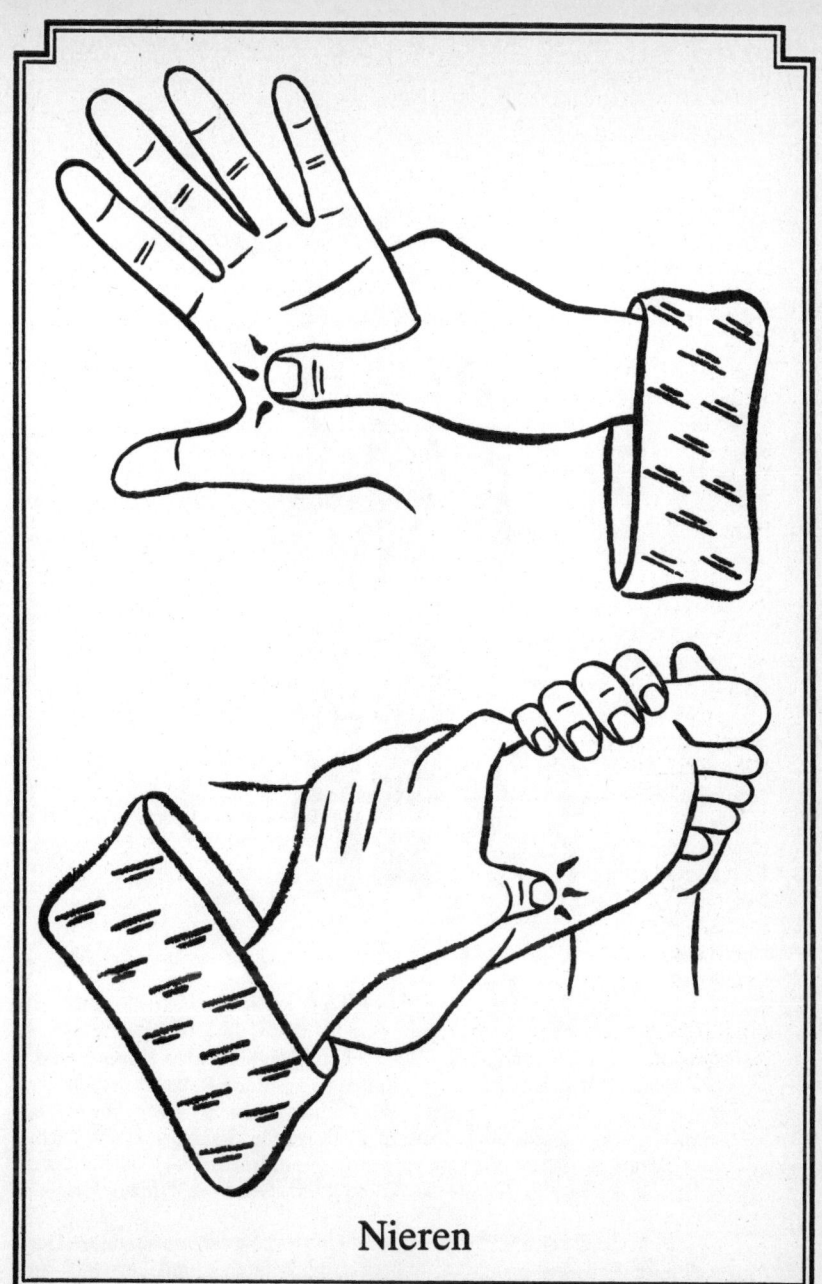

Nieren

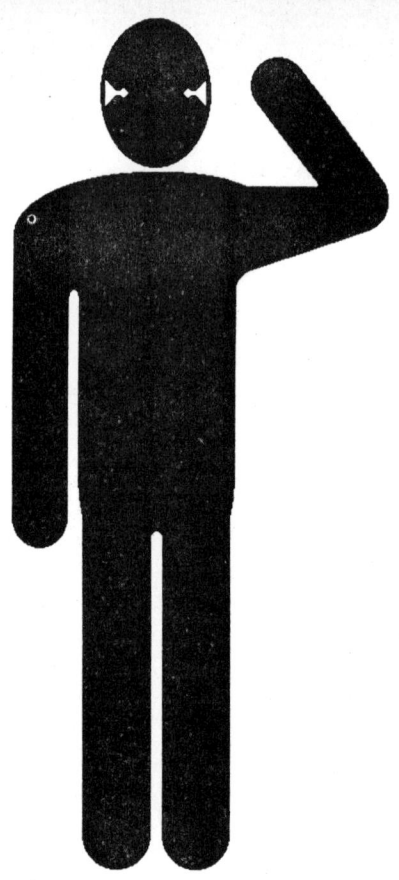

Ohren

Die Ohren haben den größten Wahrnehmungsbereich aller Sinnesorgane. Sie können für kurze Zeit den Lärm einer startenden Rakete ertragen; sie können aber auch den leisesten Windhauch im Laub wahrnehmen. Sie empfangen Geräusche um Ecken und durch Wände. Sie sind so empfindlich, daß sie auf geringste Veränderungen des Luftdrucks reagieren, und sie regeln so diffizile Dinge wie das Gleichgewicht und die Orientierung im Raum.

Wenn ein Geräusch ans Ohr dringt, wird eine Kettenreaktion ausgelöst. Der sichtbare Teil des Ohrs, das äußere Ohr, empfängt und verstärkt die

Schwingungen der Luft. Diese Schallwellen pflanzen sich durch den Gehörgang ins Ohrinnere fort und treffen dort auf das Trommelfell, eine papierdünne Membran mit einem Durchmesser von etwa einem Zentimeter. An die Innenseite des Trommelfells schließt sich das luftgefüllte Mittelohr an, das drei Knöchelchen enthält, die wegen ihrer Gestalt Hammer, Amboß und Steigbügel genannt werden. Das Mittelohr ist mit dem oberen Rachenraum durch die Ohrtrompete verbunden, die für den Druckausgleich zwischen beiden Seiten des Trommelfells sorgt. Wenn ein Geräusch das Trommelfell erreicht, beginnt dieses feinste Schwingungen auszuführen, die sich auf die Gehörknöchelchen übertragen und von diesen an das Innenohr weitergegeben werden, ein Gebilde aus spiralig gedrehten, mit einer Flüssigkeit gefüllten Kammern, die Schnecke. Die Flüssigkeit in den Kammern reagiert auf die Schwingungen der Mittelohrknöchelchen und löst am Hörnerv einen Impuls aus, der in der Hörregion analysiert und identifiziert wird.

Außerdem enthält das Innenohr drei bogenförmige Kanäle, die den Gleichgewichtssinn steuern. Diese Bogengänge sind im rechten Winkel zueinander angeordnet und wirken wie ein Lagekreisel in einem Kreiselkompaß. Die Flüssigkeit ist in Ruhe, wenn der Mensch aufrecht steht. Bei raschen Bewegungen oder Schieflage gerät die Flüssigkeit in Bewegung und sendet einen Impuls zum Gehirn, das wiederum den Muskeln den Befehl erteilt, das Gleichgewicht wiederherzustellen. Bewegungskrankheiten können auftreten, wenn die Flüssigkeit in den Bogengängen in ständiger Bewegung ist (Reisekrankheit).

Eine häufige Erkrankung der Ohren ist das Ohrenklingen oder Ohrensausen, dessen Ursache von Schäden am Innenohr bis zu psychologischen Störungen reichen kann. Eine andere Erkrankung ist die Bade-Otitis, eine durch Mikroorganismen im Wasser verursachte Infektion des Ohrs. Bei weitem das häufigste Problem sind Ohrenschmerzen, die auf Infektionen der oberen Atemwege zurückzuführen sind; Urheber sind meist Krankheitskeime aus infizierten Schleimhäuten, die aus dem oberen Rachenraum in die Ohrtrompete aufgestiegen sind. Ohrenschmerzen können auch durch zu starkes Schneuzen hervorgerufen werden. Mindestens die Hälfte aller Kinder unter fünf Jahren zieht sich in dieser Weise einen Infekt zu. Andere Erkrankungen haben traumatische Ursachen wie z. B. plötzliche Luftdruckschwankungen, ein Schlag auf das Ohr oder ein lauter Explosionsknall, was jeweils zu einer Zerreißung des Trommelfells führen kann. Diese Ursachen sowie anhaltender Lärm und normale Alterungsvorgänge können zu vorübergehender oder dauernder Taubheit führen.

Die Bearbeitung der Ohrreflexzonen kann die Ohren gesund erhalten und in manchen Fällen auch Bewegungserkrankungen lindern. Da wir über zwei Ohren verfügen, befinden sich die Ohrenreflexpunkte auf den Handflächen beider Hände und den Sohlen beider Füße. Die Punkte an der rechten Hand und am rechten Fuß entsprechen dem rechten Ohr, während die Punkte auf der linken Hand und am linken Fuß dem linken Ohr entsprechen. Der Handreflexpunkt befindet sich am Ansatz des Ringfingers und des kleinen Fingers. Am Fuß befindet sich der Punkt an der Basis der vierten und fünften Zehe.

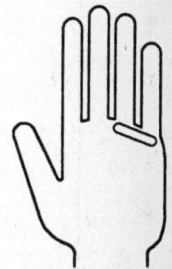

Beide Hände

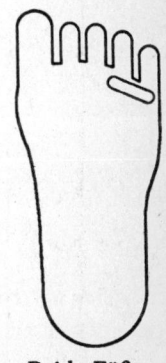

Beide Füße

TECHNIKEN

Der Ohrreflex an Händen und Füßen ist ein kleiner Bereich, kein bestimmter Punkt. Beim Ausüben von Druck an dieser Stelle auf Empfindlichkeit achten. Druckempfindlichkeit kann auf eine Erkrankung hinweisen; deshalb langsam und vorsichtig arbeiten und Schmerzgrenze beachten. Stellen Sie sich beim Bearbeiten dieses Reflexes das Ohr vor, und regeln Sie Ihre Atmung. Beim Drücken einatmen, beim Verringern des Drucks ausatmen. Da wir zwei Ohren haben, gibt es an der rechten und linken Hand und am rechten und linken Fuß Reflexpunkte, die dem rechten und linken Ohr entsprechen. Am besten bearbeitet man bei einer Sitzung beide Ohrreflexzonen.

DIE HÄNDE   Der Ohrreflex an der rechten und linken Handfläche befindet sich an der Basis des Ringfingers und kleinen Fingers und schließt die Haut zwischen den beiden Fingern mit ein. Den Daumen fest auf diesen Bereich der Handfläche legen, wobei der Zeigefinger auf der andern Seite für Gegendruck sorgt, wie wenn man die Haut zwischen den beiden Fingern kneifen wollte. Den Bereich mit festem, kreisendem Druck mit einer Bewegung massieren, wie wenn man Farbe von der Handfläche abreiben wollte. Diesen Vorgang siebenmal wiederholen. Beim ersten Mal zunächst langsam und sanft drücken und kreisen, dann den Druck etwas verringern. Nicht vollständig aufhören zu drücken, nur etwas nachlassen. Beim nächsten Drücken den Druck etwas steigern, dazwischen etwas nachlassen. Erst dann aufhören zu drücken, wenn die Bearbeitung dieser Zone abgeschlossen ist.

DIE FÜSSE – Die Ohrreflexe am rechten und linken Fuß befinden sich an den Sohlen an der Basis der vierten und fünften Zehe und schließen auch die dazwischenliegende Haut ein. Den Daumen an diese Stelle der Sohle legen und mit dem Zeigefinger dagegendrücken, wie wenn man die Haut zwischen den Zehen kneifen wollte. Einen kräftigen, kreisenden Druck auf diesen Bereich ausüben. Diesen Vorgang mit der gleichen Technik wie bei der Hand siebenmal wiederholen. Beim ersten Mal zunächst langsam und sanft drücken, dann den Druck etwas verringern, aber nicht ganz aufheben. Den Druck dann ständig steigern, und dazwischen etwas nachlassen. Erst dann ganz aufhören zu drücken, wenn die Bearbeitung der Ohrreflexzone beendet ist.

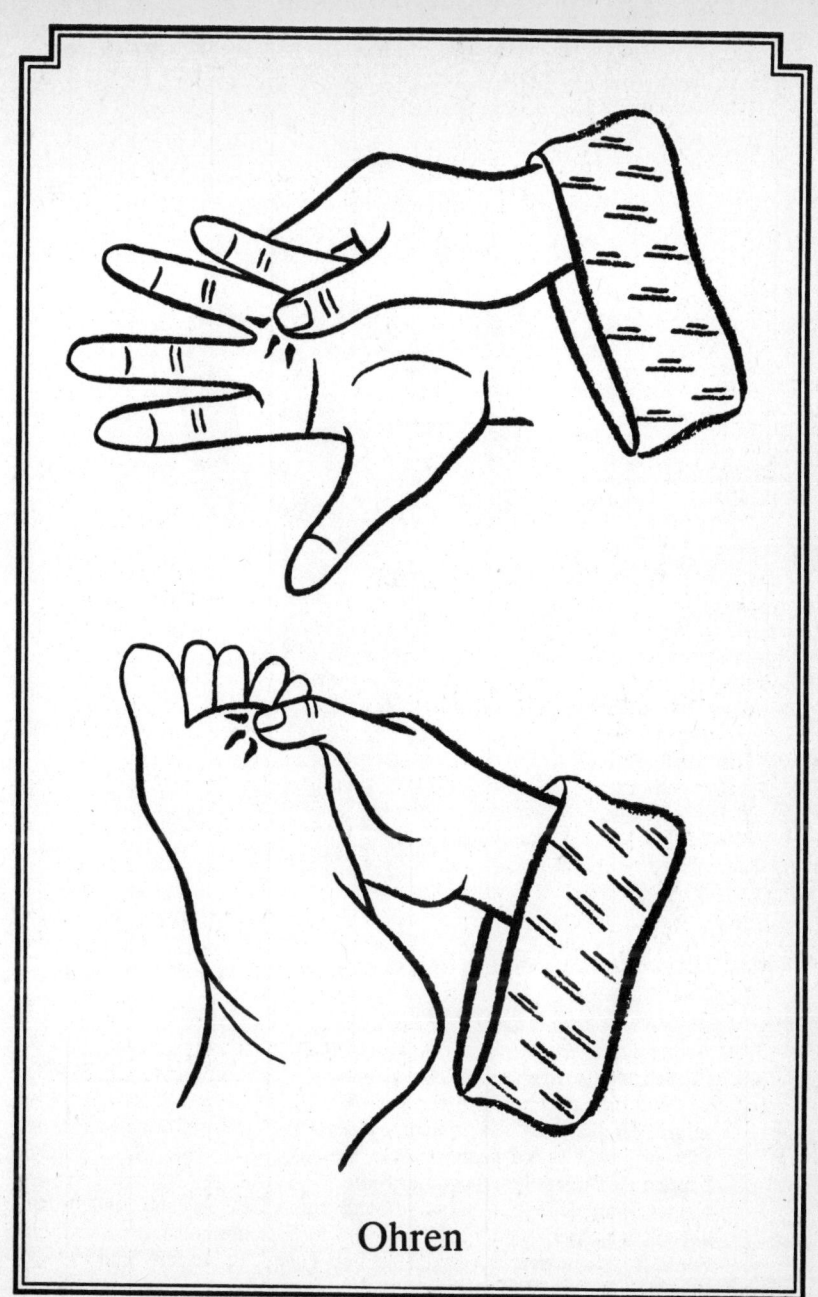

Ohren

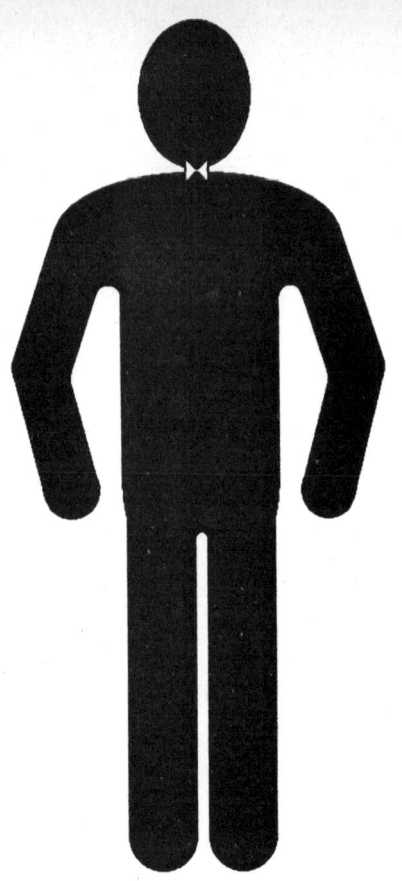

Schilddrüse und Nebenschilddrüsen

Die Schilddrüse ist eine gelblichrote Drüse, die die Stoffwechselgeschwindig-keit und die Sauerstoffmenge im Körper steuert. Sie wiegt etwa 30 g und vergrößert sich bei Frauen während des Menstruationszyklus und in der Schwangerschaft. Sie liegt vor dem Kehlkopf und besteht aus je einem Lappen zu beiden Seiten der Luftröhre, die im unteren Bereich durch ein kleines Band, den sog. Isthmus, verbunden sind. Bei den Nebenschilddrüsen handelt es sich um vier kleine, bräunlichrote, linsenförmige Drüsen von etwa 5 mm Durchmesser. Sie liegen an den Polen der beiden Schilddrüsen-lappen.

Die von der Schilddrüse abgeschiedenen Hormone sind reich an Jod, einem Spurenelement, das u. a. im Meersalz vorkommt. Eines dieser Hormone, das Thyroxin, ist außerordentlich wichtig. Wenn zuviel davon ausgeschieden wird, steigt die Aktivität aller Körperorgane übermäßig an; es kommt zu Hyperthyriose. Die Symptome sind außerordentliche Nervosität, Gewichtsverlust, schneller Puls und Vortreten der Augäpfel. Schließlich kommt es aufgrund der Überlastung der Körpersysteme, die die beschleunigten Organfunktionen nicht mehr unter Kontrolle halten können, zu Herzversagen. Wenn zuwenig Thyroxin ausgeschieden wird, häufig aufgrund von mangelnder Jodzufuhr, liegt Hypothyriose vor. Menschen mit dieser Krankheit weisen häufig Symptome wie eine vergrößerte Drüse (Kropf) auf, körperliche und geistige Trägheit, erniedrigte Körpertemperatur und eine aufgetriebene Haut.

Die Nebenschilddrüsen erzeugen die Hormone, die den Kalzium- und Phosphorgehalt im Körper steuern, was vor allem für die Betätigung der Muskeln und die Bildung von Zähnen und Knochen wichtig ist. Bei Unterfunktion der Nebenschilddrüsen sinkt der Kalziumspiegel des Bluts, während der Phosphorspiegel steigt. Dies führt zum einen zu Tetanie, spontan auftretenden und nicht beherrschbaren Muskelkrämpfen an den Gelenken und Knöcheln, zum anderen zu einer Entkalkung der Knochen, da die Nebenschilddrüsen die Knochen anweisen, zur Hebung des Kalziumspiegels Kalzium in das Blut abzugeben. Dieser Abbau von Knochenkalzium ist eine der Ursachen von Osteoporose bei Frauen in der Menopause. Wenn der Körper kein Östrogen mehr erzeugt, das den Hormonstrom regelt, verlangsamen oder beenden die Nebenschilddrüsen die Ausscheidung ihrer wichtigen Hormone; an den Knochen tritt daher ein Abbau von Kalzium ein, wodurch diese geschwächt und brüchig werden. Der Körper ist so sehr auf diese winzigen Drüsen angewiesen, daß bei einer Verletzung oder operativen Entfernung häufig innerhalb von 24 Stunden Tetanie einsetzt.

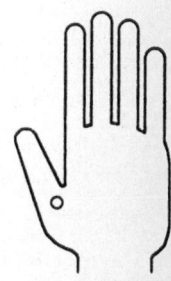

Beide Hände

Die Bearbeitung der Schilddrüse und der Nebenschilddrüsen im Rahmen der Reflexzonentherapie hat vor allem regulierende Funktion. Sie kann dazu beitragen, daß die Drüsen im rechten Maß aktiv bleiben, was für die Ausgeglichenheit der gesamten Körperfunktionen außerordentlich wichtig ist. Die Reflexzonen liegen auf beiden Handflächen und beiden Fußsohlen. Da die Nebenschilddrüsen an den Polen der Schilddrüse liegen, liegen ihre Reflexzonen praktisch an der gleichen Stelle wie bei der Bearbeitung des Schilddrüsenreflexes mit stimuliert. Auf den Handflächen liegen die Reflexzonen am inneren Rand der Daumenbasis. Auf den Fußsohlen liegen die Reflexzonen am unteren Rand des Ballens, an der Basis der großen Zehe unterhalb der Furche zwischen großer und zweiter Zehe.

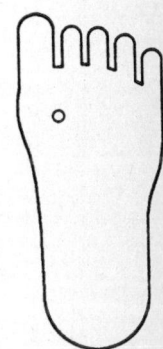

Beide Füße

TECHNIKEN

Da Schilddrüse und Nebenschilddrüsen so in der Körpermitte liegen, daß sich auf jeder Seite ein Lappen befindet, liegen die Reflexzonen auf beiden Handflächen und beiden Fußsohlen. Statt sich nur auf eine Seite zu konzentrieren, sollte man immer die linke und rechte Seite gleichzeitig bearbeiten. Die Reflexzonen mit festem, kreisendem Druck bearbeiten, jedoch dabei Schmerzgrenze beachten. Sorgfältig auf jegliche Überempfindlichkeit achten, da dies ein Hinweis darauf sein kann, daß mit Schilddrüse oder Nebenschilddrüsen etwas nicht in Ordnung ist, so daß sie ihre Regelaufgaben nicht richtig wahrnehmen können. Stellen Sie sich bei der Bearbeitung der entsprechenden Reflexe diese Drüsen und ihre verschiedenen Funktionen vor. Rhythmisch atmen, d. h., beim Drücken des Reflexes einatmen und beim Verringern des Drucks ausatmen.

DIE HÄNDE – Die Reflexpunkte für Schilddrüse und Nebenschilddrüsen liegen auf den Handflächen am inneren Rand der Daumenbasis in der Nähe der Falte zwischen dem Daumen und dem Zeigefinger auf etwa drei Viertel der Strecke zu den Handgelenken. Den Daumen mit festem, kreisendem Druck an den Punkten ansetzen, jedoch darauf achten, daß das Gewebe nicht gequetscht wird. Mit leichtem Druck beginnen, etwas nachlassen und mit etwas kräftigerem Druck fortfahren. Dies an beiden Handflächen siebenmal wiederholen. Den Druck jeweils steigern und dazwischen ein wenig nachlassen. Erst dann keinen Druck mehr ausüben, wenn die Bearbeitung der Schilddrüse und Nebenschilddrüsen abgeschlossen ist.

DIE FÜSSE – Die Reflexpunkte der Schilddrüse und der Nebenschilddrüsen liegen an den Sohlen beider Füße. Man findet sie am unteren Rand des Ballens an der Basis der großen Zehe praktisch direkt unterhalb der Falte zwischen großer und zweiter Zehe. Dies ist eine sehr empfindliche Stelle; sorgfältig darauf achten, daß das Gewebe nicht gequetscht wird, damit Sie nicht nach der Behandlung humpeln müssen. Mit der gleichen Technik wie bei den Händen die Reflexe auf jeder Fußsohle siebenmal bearbeiten. Den Daumen in einer kreisenden Bewegung einsetzen; dabei zunächst mit geringem, dann immer intensiverem Druck arbeiten. Zwischen den Druckanwendungen ein wenig nachlassen, jedoch erst dann aufhören zu drücken, wenn die Bearbeitung von Schilddrüse und Nebenschilddrüsen beendet ist.

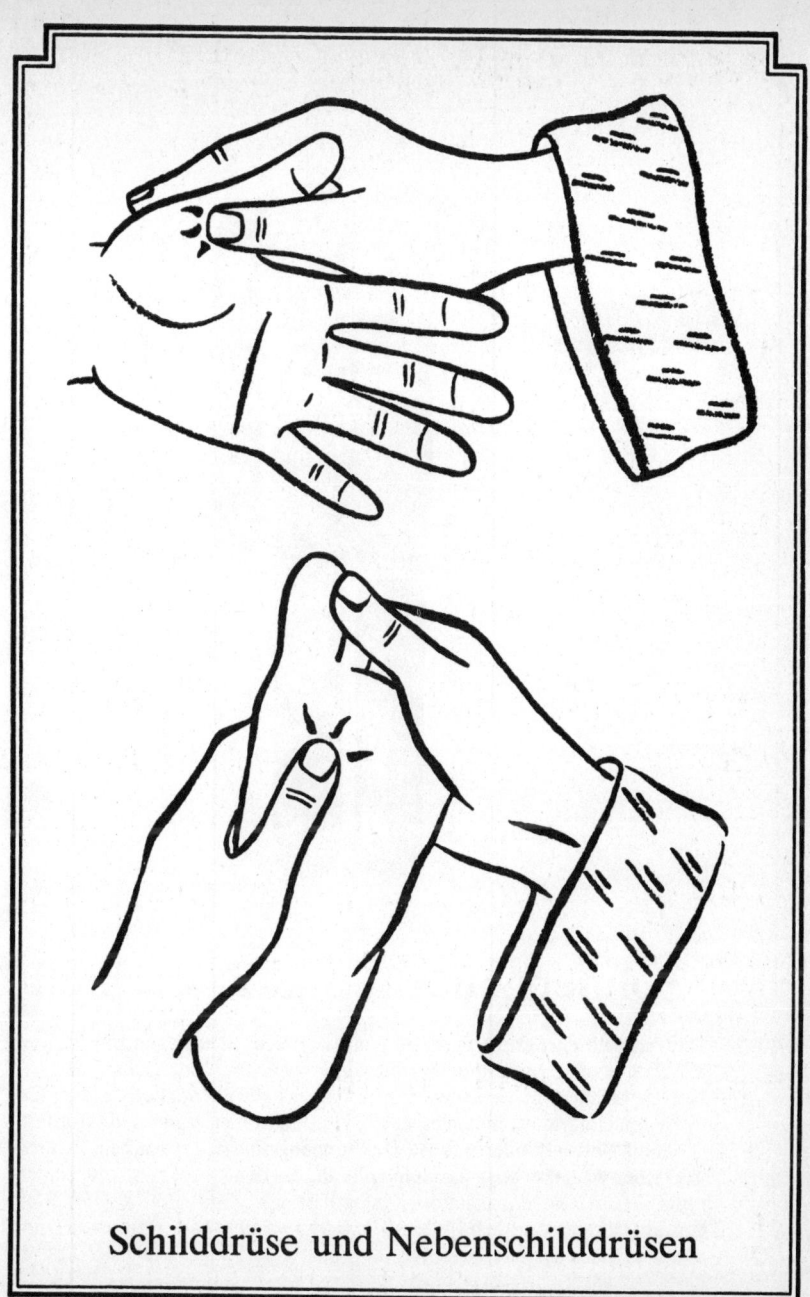

Schilddrüse und Nebenschilddrüsen

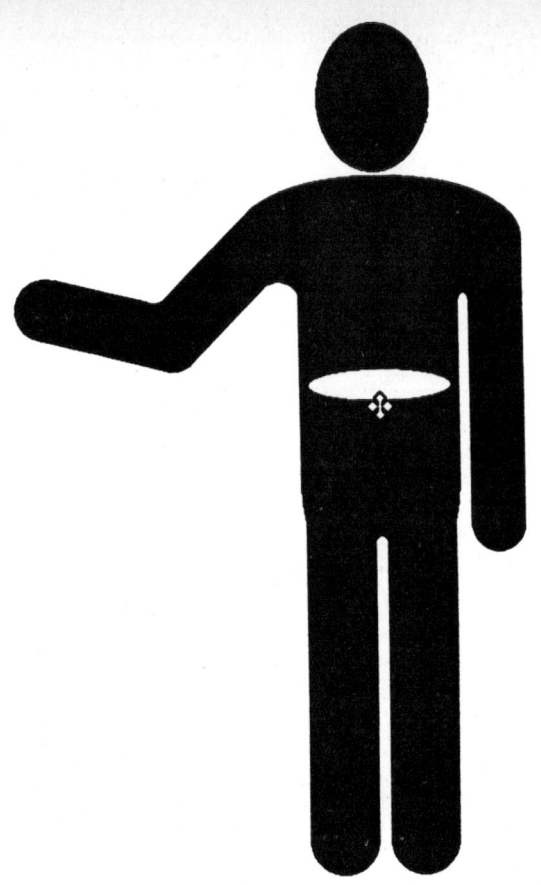

Sonnengeflecht und Zwerchfell

Das in der Magengrube liegende Sonnengeflecht ist eine zentrale Nerven
schaltstelle. Sie vermittelt Informationen zwischen dem Gehirn und den
Nerven an alle Unterleibsorgane und fungiert gewissermaßen als das »Gehirn« des Unterleibs, indem es viele Organfunktionen regelt und erforderli-
chenfalls Notreaktionen auslöst. Das Sonnengeflecht sitzt vor dem Zwerchfell, einer waagerechten Muskelmembran, die den Brustraum vom Bauchraum trennt. Im entspannten Zustand ist das Zwerchfell kuppelförmig
gewölbt; durchschnittlich 15–20 mal pro Minute zieht es sich zusammen und
dehnt sich wieder aus, wodurch die Füllung und Entleerung der Lungen
gesteuert wird.

Sonnengeflecht und Zwerchfell spielen eine wichtige Rolle bei den Reaktionen des Körpers auf Streß. Das Sonnengeflecht, das einem Gewirr dicker und dünner Drähte gleicht, liegt in der Körpermitte hinter und über dem Magen und zwischen den Nebennieren. Nach Eingang entsprechender Meldungen von den vielen Nervenenden entscheidet das Sonnengeflecht, welche Muskeln und Organe im Unterleib sich anspannen oder entspannen sollen, und es leitet Kampf-oder-Flucht-Anweisungen vom Gehirn zu den Nebennieren weiter. Außerdem fungiert es als »Betriebsleiter« des Unterleibs. Neben vielen anderen Überwachungsaufgaben erinnert es den Magen und die Eingeweide immer wieder an die Verarbeitung der Speisen, die Leber an die Erzeugung von Galle und die Filtrierung von Giften, und die Nieren an die Ausscheidung von Schlackenstoffen.

Das Zwerchfell ist ein Muskel, der sich quer durch die Körpermitte von der Innenseite des Rippenbogens zur Wirbelsäule erstreckt. Es ist der wichtigste Atemmuskel und hat daher direkten Einfluß auf eine Reihe von Körperfunktionen, u. a. auf die Schnelligkeit von reflexartigen Muskelreaktionen bis zur Tiefe des nächtlichen Schlafs. Als Muskel kann das Zwerchfell reißen oder sich verkrampfen. Es kommt vor, daß das Zwerchfell aufgrund von Verletzungen oder eines angeborenen Defekts reißt und der Magen in den Brustraum eintritt. Man spricht hier von einem Hiatusbruch, der operativ behandelt werden kann bzw. in weniger schweren Fällen von selbst ausheilt, sofern schwerverdauliche Kost vermieden wird.

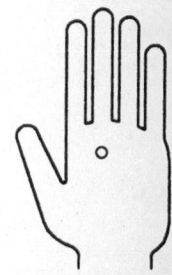

Beide Hände

Wenn am Zwerchfell ein unwillkürlicher Krampf eintritt, wird beim Atemholen die Stimmritze verschlossen, wodurch die Einatmung kurzfristig blockiert wird. Dies wiederholt sich mehrfach und wird als Schluckauf bezeichnet. Die Ursachen können vielfältiger Art sein, wie z. B. zu hastiges Essen, Hinunterschlucken zu heißer Speisen oder Flüssigkeiten sowie Angstzustände oder andere Arten psychischer Erregung. Ein hoher Kohlensäurespiegel im Blut hilft den Schluckauf beseitigen, da er eine Entspannung des Zwerchfells bewirkt. Dies erreicht man durch möglichst langes Anhalten des Atems oder durch Ausatmen in eine Papiertüte (keine Plastiktüte), da man dadurch die ausgeatmete Kohlensäure wieder aufnimmt. Andere Mittel zur Abhilfe wie etwa das schnelle Trinken eines Glases Wasser oder die Einnahme eines Teelöffels Zucker bewirken ein Auseinandergehen der Stimmbänder, so daß Luft eintreten und den Krampf lösen kann.

Die Reflexe des Sonnengeflechts und des Zwerchfells sind in der Reflexzonenarbeit von besonderer Bedeutung, weil sie wesentlich an Streß- und Entspannungsprozessen beteiligt sind. Da viele körperliche Beschwerden streßbedingt sind, sollten bei jeder Reflexzonenbehandlung diese Reflexe immer mitbehandelt werden. Sie fallen günstigerweise genau zusammen, so daß bei einer Stimulierung der Sonnengeflechtreflexe an Handflächen und Fußsohlen automatisch auch die Zwerchfellreflexe stimuliert werden. Man findet diese Punkte in der Mitte beider Handflächen genau unterhalb der Ballen an der Basis der Mittelfinger und an den Fußsohlen genau unterhalb der beiden großen Polster, die den Fußballen bilden.

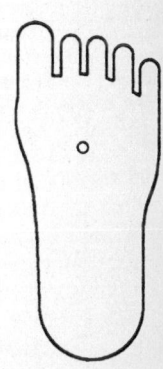

Beide Füße

TECHNIKEN

Es ist sehr zu empfehlen, die Reflexe von Sonnengeflecht und Zwerchfell bei jeder Reflexzonenbehandlung zu stimulieren, da diese Reflexe eng mit der Streßkontrolle und Entspannung zusammenhängen. Auch wenn keine oder nur wenig Zeit zur umfassenden Behandlung bestimmter Körperteile zur Verfügung steht, kann allein die Entspannung, die durch die Stimulierung des Sonnengeflechts und des Zwerchfells eintritt, weitreichende positive Wirkungen entfalten. Es sind zwar nur ein Sonnengeflecht und ein Zwerchfell im Körper vorhanden, jedoch liegen sie an zentraler Stelle und nehmen einen großen Bereich ein; deshalb sollten unbedingt die beiden Zonen der rechten und linken Handfläche bzw. Fußsohle bearbeitet werden. Stellen Sie sich bei der Stimulierung der Reflexe das Sonnengeflecht und das Zwerchfell vor; atmen Sie beim Drücken des Reflexes ein und beim Verringern des Drucks aus.

DIE HÄNDE – Die Reflexe des Sonnengeflechts und des Zwerchfells fallen zusammen und werden gleichzeitig stimuliert. Die Reflexpunkte liegen an den Handflächen beider Hände genau unterhalb des Ballens des Mittelfingers. Die beste Hebelwirkung hat man, wenn man von der Seite des Zeigefingers und nicht von der Seite des kleinen Fingers her arbeitet. Den Daumen kräftig an der entsprechenden Stelle einsetzen. Man wird bemerken, daß sich die Finger der zu behandelnden Hand zu krümmen beginnen; dann diese bewußt strecken, da dadurch der Reflex besser erreicht wird. Den Daumen in den Reflexpunkt drücken und aus dem Handgelenk kreisen lassen. Den Druck etwas verringern, dann die Bewegung mit etwas stärkerem Druck wiederholen. Dies an jeder Handfläche siebenmal wiederholen, wobei der Druck jeweils zu steigern ist. Erst dann aufhören zu drücken, wenn die Massage abgeschlossen ist.

DIE FÜSSE – Die Reflexpunkte für das Sonnengeflecht und das Zwerchfell an den beiden Fußsohlen befinden sich in deren Mitte genau unterhalb des Fußballens. Den Daumen kräftig auf den Reflexpunkt aufsetzen und mit der anderen Hand die Zehen zurückbiegen, so daß sie sich nicht krümmen können. Aus dem Handgelenk heraus den Daumen siebenmal in einer kreisenden Bewegung an jeder Fußsohle einsetzen. Den Druck etwas verringern, dann die Bewegung unter etwas stärkerem Druck wiederholen. Den Druck jedesmal etwas steigern und zwischen den Druckanwendungen nur geringfügig nachlassen. Erst dann aufhören zu drücken, wenn die Bearbeitung des Sonnengeflechts und des Zwerchfells abgeschlossen ist.

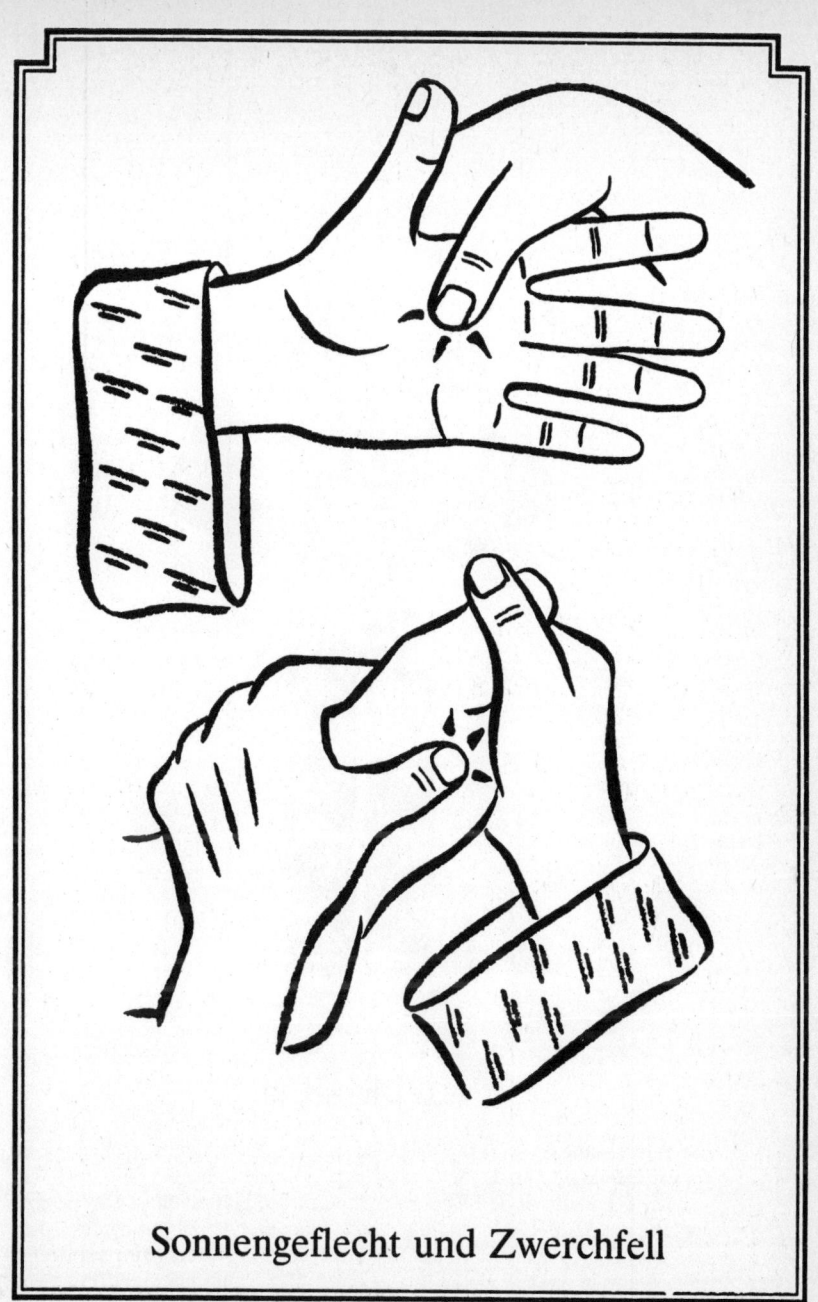

Sonnengeflecht und Zwerchfell

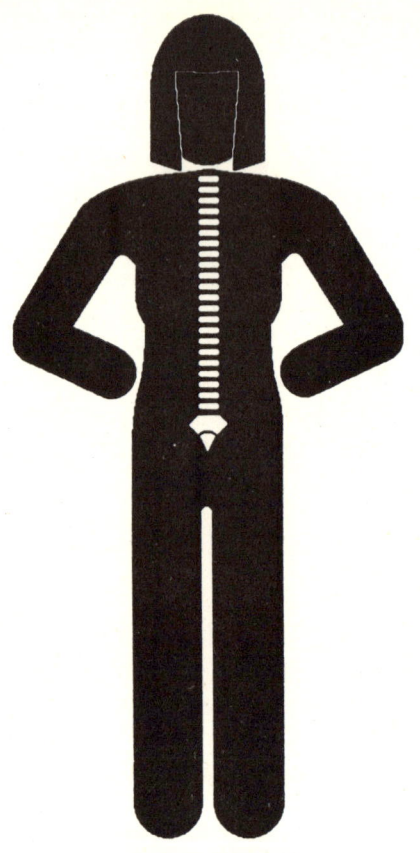

Wirbelsäule

Die Wirbelsäule ist eine biegsame Säule ineinandergefügter Knochen, die in der Mitte hohl sind. In der Seitenansicht hat sie die Form eines Doppel-S, das von der Schädelbasis den Rücken entlang zu den Hüften führt. Die Hauptaufgabe der Wirbelsäule ist die Unterstützung und Abpolsterung des Schädels und des Rumpfs, während sie gleichzeitig das Rückenmark schützend umgibt, das in ihrem Inneren liegt. Bei der Geburt besteht die Wirbelsäule aus 33 einzelnen Knochen, den Wirbeln. Zwischen den einzelnen Wirbeln liegen flache Knorpelscheiben, die stoßdämpfend wirken und das reibungsfreie Drehen und Biegen der Wirbelsäule erlauben.

Die 33 Wirbel der Wirbelsäule lassen sich in fünf Abschnitte untergliedern. Als Halswirbel werden die sieben obersten Knochen der Säule bezeichnet. Diese kleinsten Wirbel der Wirbelsäule tragen den Schädel und sorgen für die Beweglichkeit des Kopfes. Unterhalb der Halswirbel schließen sich zwölf größere Rückenwirbel an, an denen die Rippen befestigt sind. Darunter liegen die fünf Lendenwirbel, die größten der Wirbelsäule. Den Abschluß bilden die fünf Sakralwirbel und die vier Steißbeinwirbel. Die beiden letzteren Gruppen nehmen eine Sonderstellung ein, da die zugehörigen Wirbel beim Erwachsenen in der Regel zu einer Einheit verschmolzen sind. Die fünf Sakralwirbel der unteren Wirbelsäule bilden einen einzigen dreieckigen Knochen, das Kreuzbein (os sacrum), dessen lateinischer Name darauf hinweist, daß man hier früher den Sitz der Seele vermutete. Die vier Steißbeinknochen bilden ebenfalls eine Einheit. Etwas oberhalb des Steißbeins ist die Wirbelsäule gelenkig mit den Darmbeinen verbunden.

Das Rückenmark, das sich im Innern der Wirbelsäule befindet, ist über das verlängerte Mark direkt mit dem Gehirn verbunden. Es hat je nach Körpergröße einen Durchmesser von etwa 1 cm und eine Länge von 40–50 cm. Zwischen den Wirbeln sendet es 31 Nervenpaare aus. Das Rückenmark weist im Querschnitt die Form eines H auf und besteht aus grauer Substanz, wie sie im Gehirn vorhanden ist, sowie weißen Nervenfasern, die Signale mit dem Gehirn austauschen. Mit über zehn Milliarden Nervenzellen, etwa der Hälfte der Nervenzellen des Körpers, bildet das Rückenmark die zentrale Schaltstelle. Es steuert Dinge wie die Reflexreaktionen, mit denen wir die Hand von einer heißen Herdplatte zurückziehen oder die das Knie beim Beklopfen mit einem Hammer nach oben schnellen lassen. Dies sind Notreaktionen, die direkt vom Rückenmark und nicht vom Gehirn gesteuert werden.

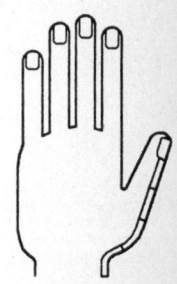

Beide Hände

An der Wirbelsäule selbst können die unterschiedlichsten Erkrankungen auftreten. Die Wirbel können brechen, abnormal gekrümmt oder verschoben sein. Die Zwischenwirbelscheiben können reißen oder sich verschieben, wodurch schmerzhafter Druck auf das Rückenmark oder andere Nerven ausgeübt wird. Zu den Erkrankungen des Rückenmarks gehören u. a. Meningitis spinalis, eine infektiöse Entzündung der weichen Rückenmarkhaut; Polio, eine Virusinfektion, die die Ursprungszellen der motorischen Nerven zerstört; und multiple Sklerose, eine Krankheit, bei der die Markscheiden der Nerven zerstört und durch Narbengewebe ersetzt werden, das die Nervenfunktionen blockiert.

Die Bearbeitung der Wirbelsäulenreflexzonen kann die Wirbelsäule elastisch erhalten und stimulieren, wodurch die Gesundheit der Nerven günstig beeinflußt wird, die von dieser Schaltzentrale ausgehen. Da sich die Wirbelsäule in der Körpermitte befindet, liegen die Reflexzonen an beiden Händen und beiden Füßen. An den Händen erstrecken sich die Reflexzonen über die Außenkante der Daumen zum Handgelenk. An den Füßen liegen die Wirbelsäulenreflexzonen an der Innenkante der großen Zehe und führen entlang des Fußgewölbes zur Basis der Ferse.

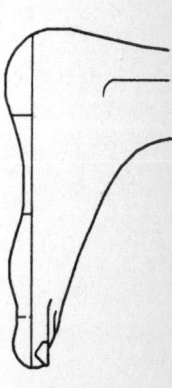

Beide Füße

TECHNIKEN

Wirbelsäule und Rückenmark liegen in der Mittellinie des Körpers, so daß ihre Reflexe auf die rechte und linke Hand bzw. den rechten und linken Fuß aufgeteilt sind. Da die Wirbelsäule und das Rückenmark eine so wichtige Rolle für die Gesamtstruktur und die Nervenimpulse des Körpers spielen, sollten unbedingt stets die Reflexe auf beiden Seiten bearbeitet werden. Die Reflexzonen sind entsprechend den Wirbelsäulenabschnitten gegliedert. Die Ränder der Daumen- und Großzehenbeeren sind die Reflexzonen für den Hals. Die Ränder unterhalb dieser Reflexe entsprechen dem Brustbereich, gefolgt von den Reflexen für den Lendenabschnitt. Die Handgelenk- bzw. Fersenränder sind die Reflexe für Kreuzbein und Steißbein. Stellen Sie sich den Wirbelsäulenbereich vor, den Sie bearbeiten. Beim Drücken des Reflexes einatmen, beim Lockern des Drucks ausatmen. Auf Überempfindlichkeiten im Bereich der Wirbelsäulenreflexe achten, da diese ein Hinweis auf beginnende Erkrankungen sein können. Den Bereich langsam und bewußt bearbeiten, dabei Schmerzgrenze beachten.

DIE HÄNDE – Die Wirbelsäulenreflexe befinden sich an den Handkanten und reichen von der Daumenkuppe zum Handgelenk. Mit dem Daumen den Bereich vom Rand des Daumennagels ausgehend in einem Durchgang längs der ganzen Handkante mit kreisendem Druck bearbeiten. Den gesamten Wirbelsäulenbereich siebenmal bearbeiten; dabei beim ersten Durchgang mit sanftem Druck beginnen. Beim nächsten Durchgang den Druck erhöhen und dann fortlaufend steigern, bis die Bearbeitung der Wirbelsäule abgeschlossen ist.

DIE FÜSSE – An den Füßen befinden sich die Wirbelsäulenreflexzonen an den Fußinnenkanten im Bereich zwischen der Mitte des Nagels der großen Zehe und der Unterkante der Fersen. Den Bereich mit dem Daumen mit kräftigem, kreisendem Druck bearbeiten. Am Rand des Zehennagels beginnen und in einem Durchgang bis zur Unterkante der Ferse arbeiten. Wie bei den Reflexzonen der Hand den gesamten Wirbelsäulenbereich siebenmal bearbeiten. Beim ersten Durchgang mit sanftem Druck beginnen, dann den Druck fortlaufend steigern, bis die Bearbeitung der Wirbelsäule abgeschlossen ist.

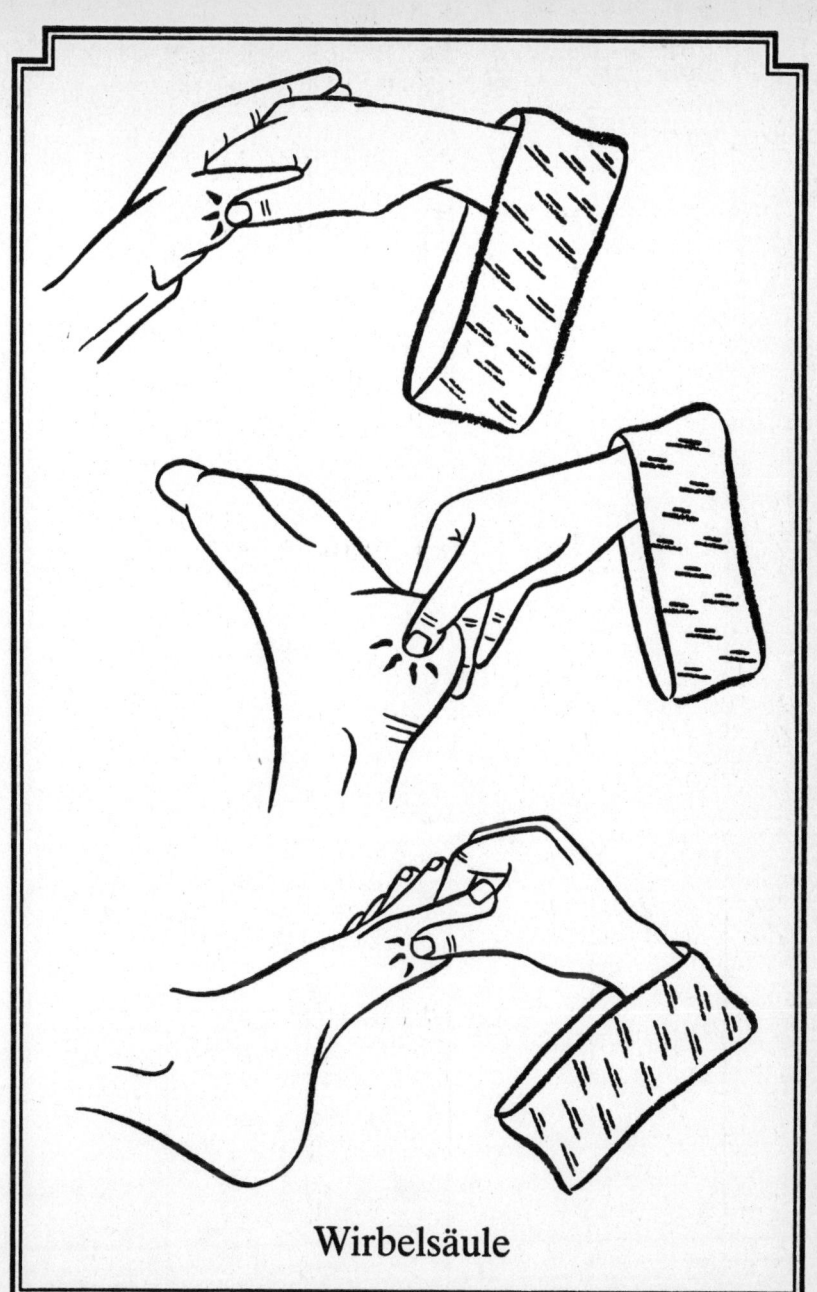

Wirbelsäule

Teil 2
PROGRAMME

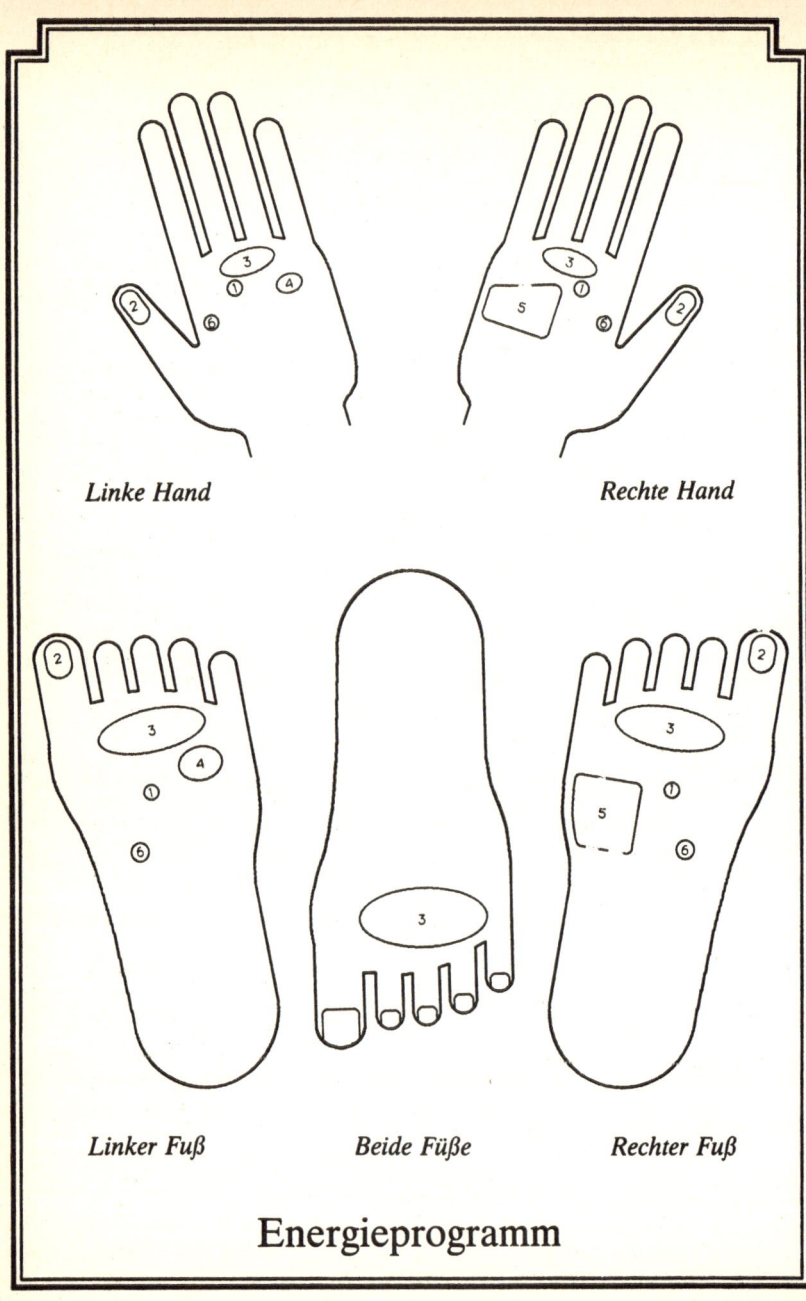

Linke Hand *Rechte Hand*

Linker Fuß *Beide Füße* *Rechter Fuß*

Energieprogramm

Energieprogramm

7 Minuten – am Morgen oder bei Erschöpfung

Wenn Körper und Geist wach und munter sind, ist man positiv gestimmt, und das Denken ist klar. Dies sind vorteilhafte Eigenschaften im täglichen Leben und wichtige Forderungen im Beruf. Menschen, die ein Gespür für Möglichkeiten haben und sehen, wo die Probleme liegen, können auch erfolgreich sein, weil sie rasch und konstruktiv reagieren.

Bei den täglichen Routinearbeiten kann ein kleiner Energiestoß Wunder wirken. Dynamische Menschen sind aufgeschlossen, geistig beweglich und entscheidungsfreudig. Tatkräftige und fleißige Menschen haben es zudem leichter, weil sie mehr mit anderen als mit sich selbst beschäftigt sind. Dies stärkt die sozialen Beziehungen, was wiederum der persönlichen und beruflichen Entwicklung zugute kommt. Es fällt ihnen leichter, ihre Gefühle offen auszudrücken, so daß sie weniger streßbelastet sind.

Das Energie-Programm ist eine einfache Übung, die bei Tagesbeginn oder immer dann durchgeführt werden kann, wenn ein Energieschub vonnöten ist. Bearbeiten Sie die Reflexzonen in der angegebenen Reihenfolge. Beginnen Sie mit der ersten Reflexzone an der linken Hand bzw. am linken Fuß, und wenden Sie sich dann dem gleichen Reflex auf der rechten Seite zu. Die Ergebnisse sind an Händen und Füßen gleich, jedoch sollte man morgens vor dem Aufstehen möglichst die Füße bearbeiten. Vergessen Sie nicht, den Druck mit dem Atem abzustimmen, und stellen sie sich die Körperteile vor, die Sie stimulieren.

1. Die Sonnengeflecht- und Zwerchfellreflexe (siebenmal, links und rechts) weisen das Sonnengeflecht an, den Körper zu entspannen und den Atemrhythmus zu kräftigen.
2. Die Gehirnreflexe (siebenmal, links und rechts) bewirken im Gehirn eine Steigerung der neurologischen Funktionen.
3. Die Lungenreflexe (siebenmal, links und rechts) beleben den Körper, indem sie die Lungen zur Erhöhung des Sauerstoffspiegels im Blut anregen.
4. Der Herzreflex (siebenmal, nur links) stimuliert das Herz bei der Pumparbeit von sauerstoffreichem Blut von den Lungen zum Gehirn.
5. Der Leberreflex (siebenmal, nur rechts) stimuliert die Leber zur Freisetzung gespeicherter Nährstoffe in den Blutstrom.
6. Die Nebennierenreflexe (siebenmal, links und rechts) weisen diese Drüsen zur Ausschüttung von Epinephrin (Adrenalin) an, das Müdigkeit beseitigt und die Reaktionszeit verkürzt.
1. Die Sonnengeflecht- und Zwerchfellreflexe (siebenmal, links und rechts) veranlassen das Sonnengeflecht, Nervensignale auszusenden, die ein Gefühl von Gelassenheit und Klarheit verschaffen.

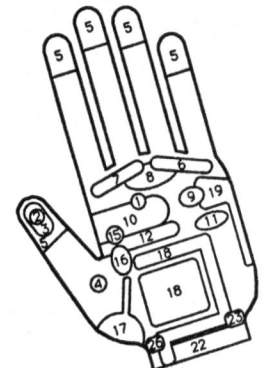
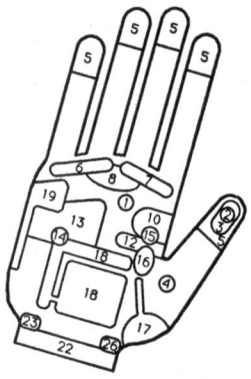

Linke Hand   *Rechte Hand*

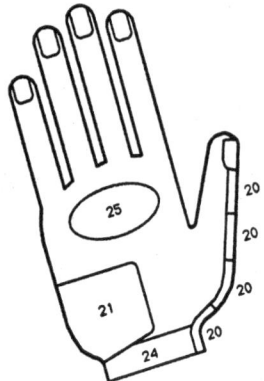
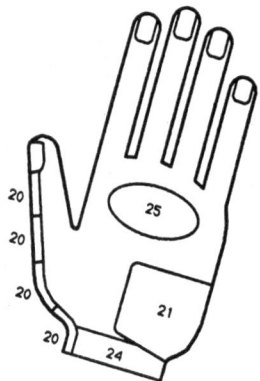

Linke Hand   *Rechte Hand*

Gesundheitsprogramm Hände

Gesundheitsprogramm

30 Minuten – zweimal wöchentlich
(bis zu 45 Minuten bei Anwendung einer speziellen Behandlung)

Im Vergleich zu einer Maschine weist der Körper eine besondere Eigenart auf – er verschleißt um so schneller, je weniger er betätigt wird. Zwar führt das fortschreitende Alter im Verlauf der Jahre zu einem ständigen Abbau des Körpers, jedoch konnte in neueren Studien gezeigt werden, daß sich die körperliche Leistungsfähigkeit im Laufe des Lebens durch entsprechende Ernährung und körperliches Training ständig steigern läßt. Die beiden letztgenannten Faktoren wirken offenbar direkt lebensverlängernd und erhöhen bei entsprechender geistiger Flexibilität und anpassungsfähiger Lebensführung sogar die geistige Leistungsfähigkeit. Gute körperliche Kondition betrifft nicht nur die Muskeln und den Kreislauf – sie umfaßt auch die Organe, die Haut, die Drüsen und überhaupt alle Körpersysteme. Während regelmäßiges Training die Muskeln spannkräftig und den Kreislauf in Schwung hält, werden die Organe selten entsprechend ihrer Leistungsfähigkeit stimuliert. Körperliches Training fördert zwar auch deren Gesundheit, jedoch ist durch Reflexzonenarbeit eine direktere Beeinflussung möglich.

Das Gesundheitsprogramm nimmt mehr Zeit in Anspruch als die anderen Behandlungen, jedoch handelt es sich hier um eine Rundum-Reflexzonenarbeit ähnlich derjenigen, die ein Reflexzonentherapeut durchführt. Stimulieren Sie die Reflexe in der auf der nächsten Seite angegebenen Reihenfolge. Beginnen Sie mit der zuerst genannten Reflexzone an der linken Hand oder dem linken Fuß, und fahren Sie dann mit dem gleichen Reflex auf der rechten Körperseite fort. Achten Sie auf die Koordinierung des Drucks mit Ihrem Atem, und stellen Sie sich jedes Körperteil vor, das Sie stimulieren. Wenn Sie mit einem bestimmten Körperbereich Probleme haben, stimulieren Sie diesen Reflex, wenn er an der Reihe ist, statt siebenmal vierzehnmal.

Wenn Sie bestimmte Dinge, die im Abschnitt »spezielle Behandlungen« genannt sind, beseitigen oder verhüten wollen, wenden Sie das hier beschriebene Gesundheitsprogramm an. Schlagen Sie unter der entsprechenden Erkrankung nach, welche Reflexzonen zur Behandlung vorgeschlagen werden. Dann führen Sie das Gesundheitsprogramm wie gewohnt durch; wenn Sie jedoch bei einem Reflex angelangt sind, der zur speziellen Behandlung vorgeschlagen ist, drücken Sie diesen Reflex vierzehnmal statt siebenmal.

Die Durchführung dieses Gesundheitsprogramms und dieser speziellen Behandlung zweimal wöchentlich sollte durchaus genügen, um Gesundheitsstörungen zu verhüten, mit denen Sie zu tun haben. Bei akuten Gesundheitsproblemen können Sie die Behandlung auch täglich durchführen, bis sich Ihr Zustand wieder normalisiert hat.

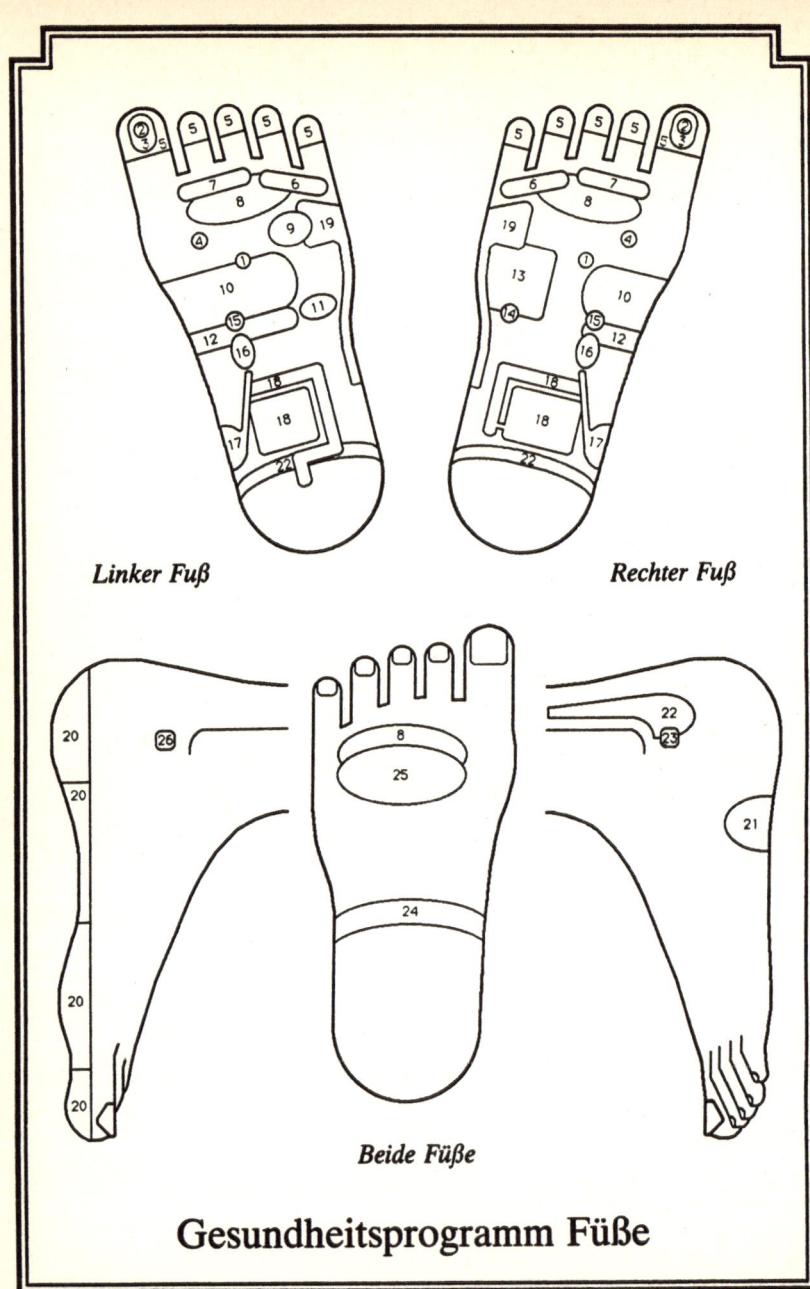

Linker Fuß

Rechter Fuß

Beide Füße

Gesundheitsprogramm Füße

Gesundheitsprogramm

30 Minuten – zweimal wöchentlich
(bis zu 45 Minuten bei Anwendung einer speziellen Behandlung)

1. Die Sonnengeflecht- und Zwerchfellreflexe (siebenmal, links und rechts).
2. Die Hypophysenreflexe (siebenmal, links und rechts).
3. Die Gehirnreflexe (siebenmal, links und rechts).
4. Die Schilddrüsen- und Nebenschilddrüsenreflexe (siebenmal, links und rechts).
5. Die Nebenhöhlenreflexe (siebenmal, links und rechts).
6. Die Ohrenreflexe (siebenmal, links und rechts).
7. Die Augenreflexe (siebenmal, links und rechts).
8. Die Lungenreflexe (siebenmal, links und rechts).
9. Der Herzreflex (siebenmal, nur links).
10. Die Magenreflexe (siebenmal, links und rechts).
11. Der Milzreflex (siebenmal, nur links).
12. Der Bauchspeicheldrüsenreflex (siebenmal, links und rechts).
13. Der Leberreflex (siebenmal, rechts).
14. Der Gallenreflex (siebenmal, links und rechts).
15. Die Nebennierenreflexe (siebenmal, links und rechts).
16. Die Nierenreflexe (siebenmal, links und rechts).
17. Die Reflexe der harnableitenden Wege (siebenmal, links und rechts)
18. Die Eingeweidereflexe (siebenmal, links und rechts).
19. Die Arm- und Schulterreflexe (siebenmal, links und rechts).
20. Die Wirbelsäulenreflexe (siebenmal, links und rechts).
21. Die Reflexe der Hüften und Beine (siebenmal, links und rechts).
22. Die Ischiasreflexe (siebenmal, links und rechts).
23. Die Reflexe der Eierstöcke bzw. Hoden (siebenmal, links und rechts)
24. Die Lymphsystemreflexe (siebenmal, links und rechts).
25. Die Brustreflexe (siebenmal, links und rechts).
26. Die Uterus- bzw. Prostatareflexe (siebenmal, links und rechts).
1. Die Sonnengeflecht- und Zwerchfellreflexe (siebenmal, links und rechts).

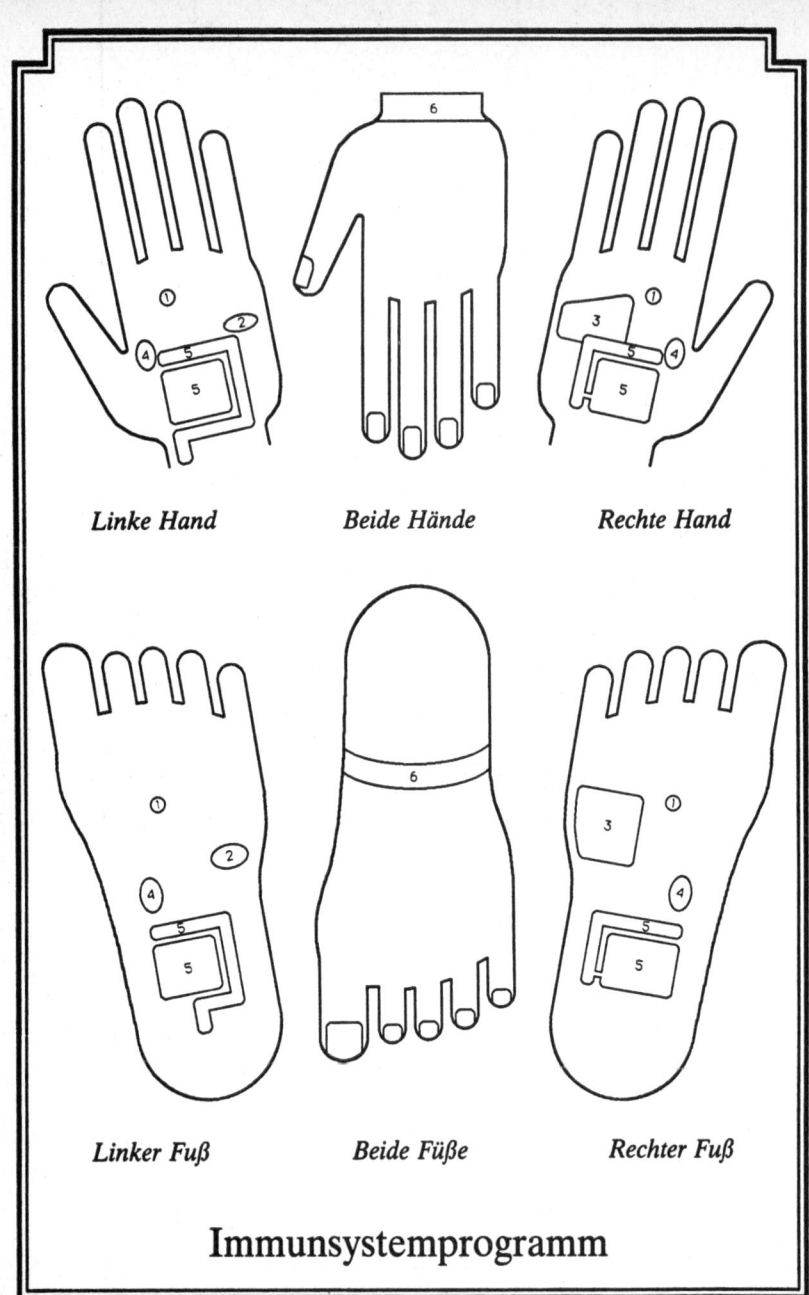

Linke Hand Beide Hände Rechte Hand

Linker Fuß Beide Füße Rechter Fuß

Immunsystemprogramm

Immunsystemprogramm

7 Minuten – zweimal pro Woche oder bei den ersten Krankheitsunzeichen

Immunität, die Fähigkeit des Körpers, Infektionen zu widerstehen, kann genetisch vererbt oder auch durch frühere Erkrankung oder Impfung erworben werden. Wenn der Körper von einer Infektion befallen wird, wird die Bildung von Antikörpern ausgelöst, Abwehrstoffen, die Keime und ihre Wirkungen bekämpfen. Immunität gegenüber einer Erkrankung besteht, wenn das Abwehrsystem des Körpers Antikörper für diese Krankheit besitzt, jedoch kann die Immunität geschwächt sein, wenn sich der Körper in schlechter Verfassung befindet. Mangelernährung, Streß und Erschöpfung greifen die Widerstandsfähigkeit des Körpers an und schwächen das Immunsystem. Gelegentlich werden überhaupt keine Antikörper gegen bestimmte Erreger, insbesondere Viren, entwickelt. Bei einigen schweren Erkrankungen schalten bestimmte Mikroorganismen das Immunsystem des Körpers aus. Das erworbene Immunschwächesyndrom AIDS ist ein Beispiel für einen solchen Fall eines Versagens des Immunsystems.

Das Immunsystem-Programm zielt speziell auf diejenigen Teile des Körpers, die hauptsächlich für die Bekämpfung von Krankheiten verantwortlich sind. Probieren Sie es aus, wenn Sie eine Erkältung oder Grippe nahen fühlen. Die Krankheit wird vielleicht nicht aufgehalten, aber zumindest doch verkürzt und gemildert. Stimulieren Sie die Reflexzonen in der unten angegebenen Reihenfolge; stellen Sie sich die Teile vor, die Sie stimulieren, und stimmen Sie den Druck mit Ihrer Atmung ab. Beginnen Sie mit der ersten Reflexzone an der linken Hand bzw. am linken Fuß, und fahren Sie mit dem gleichen Reflex auf der rechten Seite fort.

1. Die Sonnengeflecht- und Zwerchfellreflexe (siebenmal, links und rechts) regen das Sonnengeflecht zu einer Kräftigung der Unterleibsreaktionen und zur Entwicklung einer guten Atmung an.
2. Der Milzreflex (siebenmal, nur links) regt die Milz zur Durchführung ihrer spezifischen Abwehraufgaben und zur Wiederverwertung der roten Blutkörperchen an.
3. Der Leberreflex (siebenmal, nur rechts) veranlaßt die Leber zur Filtrierung von Schlackenstoffen und zur Erzeugung von Antikörpern, zwei wichtigen Aufgaben des Abwehrsystems des Körpers.
4. Die Nierenreflexe (siebenmal, links und rechts) beschleunigen die Reinigung des Bluts, indem sie die Nieren zur Verarbeitung giftiger Schlackenstoffe veranlassen.
5. Die Eingeweidereflexe (siebenmal, links und rechts) fördern in den Eingeweiden die Ausscheidung von Giften und Schlackenstoffen.
6. Die Lymphsystemreflexe (siebenmal, links und rechts) mobilisieren an den Lymphknoten die Freisetzung krankheitshemmender Zellen im Körper, die eine starke Immunabwehr aufbauen.
1. Die Sonnengeflecht- und Zwerchfellreflexe (siebenmal, links und rechts) veranlassen das Sonnengeflecht zur Aussendung von Signalen, die zu einer Entspannung der Unterleibsmuskeln und -organe führen und dadurch den Streß bekämpfen, der das Immunsystem schwächt.

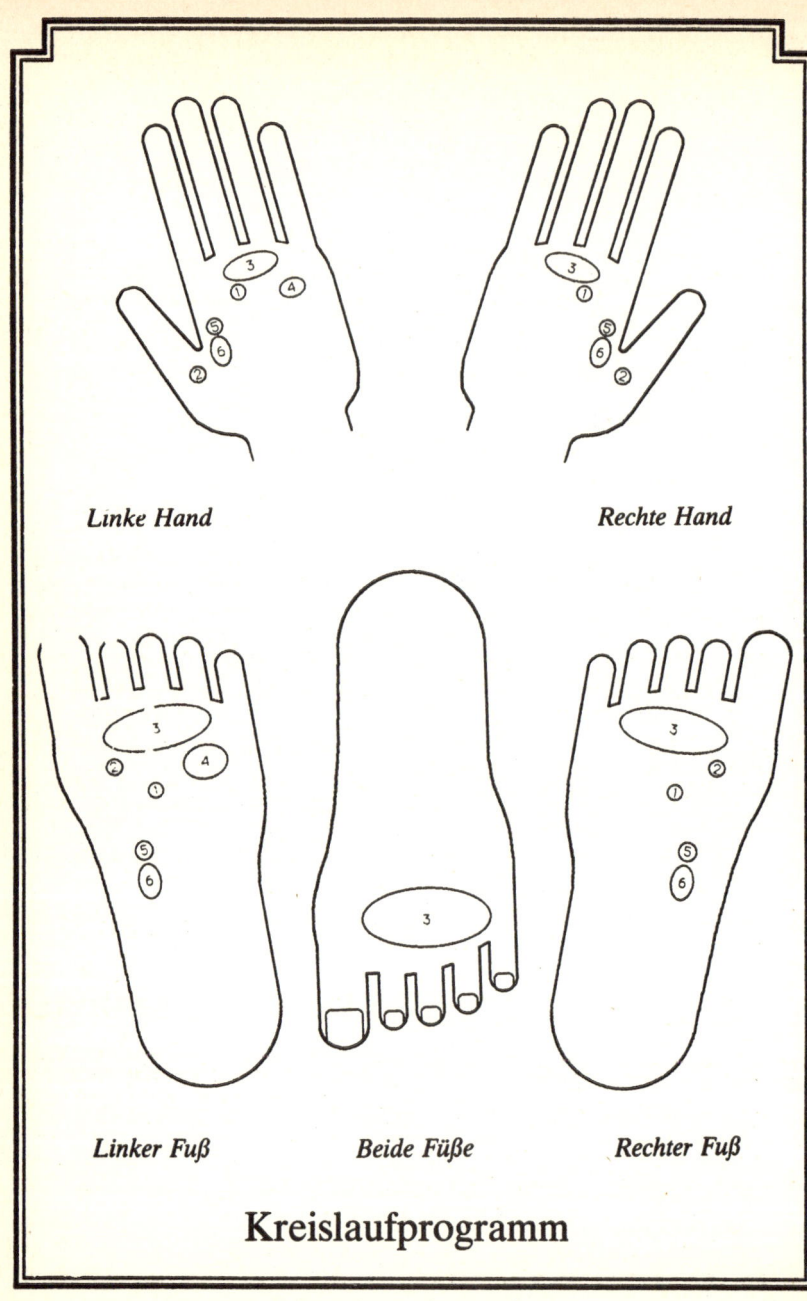

Linke Hand

Rechte Hand

Linker Fuß

Beide Füße

Rechter Fuß

Kreislaufprogramm

Kreislaufprogramm

7 Minuten – dreimal pro Woche

Das Kreislaufsystem, das Herz, Lungen und Blutgefäße umfaßt, ist direkt für die Gesundheit und Ernährung des Körpers verantwortlich. Die Zellen des Gehirns, der Muskeln, der Organe, der Knochen und der Haut werden durch das vom Herzen gepumpte Blut mit Sauerstoff und Nährstoffen versorgt. Außerdem transportiert das Blut Schlackenstoffe aus diesen Zellen zu den entsprechenden Ausscheidungsorganen. Ein kraftvoller und gesunder Kreislauf ist für die Lebensqualität und Lebensdauer von entscheidender Bedeutung. Erkrankungen des Kreislaufsystems gehören in den westlichen Ländern zu den häufigsten Todes- und Arbeitsunfähigkeitsursachen. Richtige Ernährung und körperliche Bewegung können wesentlich dazu beitragen, daß die Blutgefäße nicht verstopfen, der Kreislauf wirksam arbeitet und das Herz – der wichtigste und kräftigste Muskel des Körpers – in Topform bleibt.

Das Kreislaufprogramm bildet eine optimale Ergänzung zu Ihrem normalen Trainingsprogramm. Wenden Sie es zur Verbesserung Ihrer Ausdauer vor dem Training abwechselnd mit dem Tonisierungs-Programm an. Beginnen Sie mit der linken Hand bzw. dem linken Fuß, wobei Sie zunächst die unten zuerst aufgeführte Reflexzone bearbeiten und dann die gleiche Reflexzone an der rechten Hand bzw. dem rechten Fuß behandeln. Nach Bearbeitung einer Reflexzone jeweils an der anderen Körperhälfte fortfahren. Vergessen Sie nicht, sich die Körperteile vorzustellen, die Sie stimulieren, und koordinieren Sie die Druckanwendungen mit Ihrem Atemrhythmus.

1. Die Sonnengeflecht- und Zwerchfellreflexe (siebenmal, links und rechts) stimulieren an diesen Körperteilen einen kraftvollen Atemrhythmus.
2. Die Schilddrüsen- und Nebenschilddrüsenreflexe (siebenmal, links und rechts) stimulieren diese Drüsen zur Regulierung des Stoffwechsels und der Herzfrequenz sowie zur Kontrolle des Muskeltonus.
3. Die Lungenreflexe (siebenmal, links und rechts) stimulieren in den Lungen den Austausch von giftigem Kohlendioxid im Blut gegen Sauerstoff, der für den Stoffwechsel unerläßlich ist.
4. Der Herzreflex (siebenmal, nur links) stimuliert die Kreislauffunktion, durch die die Körperzellen mit Blut versorgt werden.
5. Die Nebennierenreflexe (siebenmal, links und rechts) veranlassen die Nebennieren zur Ausschüttung von Hormonen, die den Muskeltonus des Herzens steigern und den Blutdruck durch Regulierung des Natrium- und Kaliumspiegels normalisieren.
6 Die Nierenreflexe (siebenmal, links und rechts) fördern an den Nieren die Ausscheidung von Schlackenstoffen aus dem Blut und die Regulierung des Flüssigkeitshaushalts, der den Blutdruck beeinflußt.
1. Die Sonnengeflecht- und Zwerchfellreflexe (siebenmal, links und rechts) regen an diesen Teilen der Körpermitte die Stabilisierung der Atmung an.

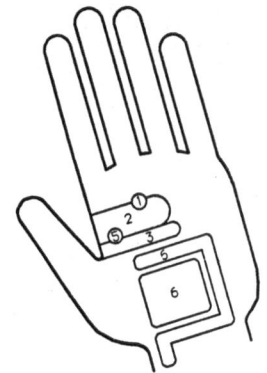

Linke Hand

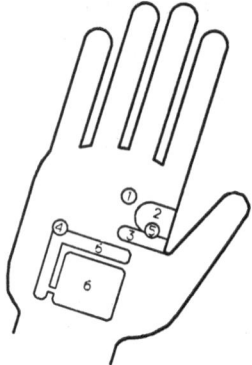

Rechte Hand

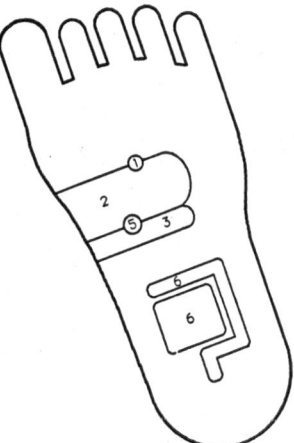

Linker Fuß

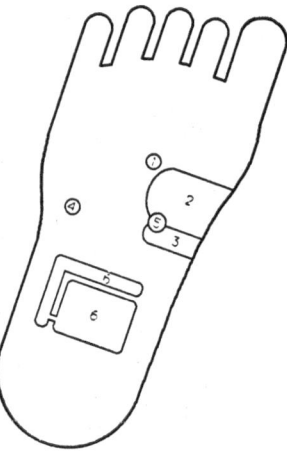

Rechter Fuß

Schlankheitsprogramm

Schlankheitsprogramm

7 Minuten – täglich

Schätzungsweise die Hälfte der Bevölkerung unseres Landes ist übergewichtig. Dabei tritt die Gewichtszunahme in bestimmten Lebensphasen besonders häufig auf. Männer neigen vor allem zwischen dem 25. und 40. Lebensjahr zu Übergewicht, mit einer deutlichen Steigerung um das 40. Lebensjahr, Frauen nehmen vor allem um das 20. Lebensjahr, während der Schwangerschaft und während der Wechseljahre zu. Der Grund für die Übergewichtigkeit liegt in aller Regel darin, daß man zu viele Kalorien zu sich nimmt und diese nicht durch entsprechende körperliche Betätigung verbraucht. Diese überschüssigen Kalorien werden dann im Körper als Fett gespeichert. Die Statistik zeigt, daß das Sterbe- und Erkrankungsrisiko, insbesondere die Gefäßkrankheiten und bestimmte Krebsarten, mit dem Übergewicht zunehmen.

Das Schlankheitsprogramm stimuliert die Organe des Verdauungsapparats, die an der Regulierung der Nahrungsaufnahme beteiligt sind und die Ausscheidungsprozesse beschleunigen. Beginnen Sie mit dem ersten der unten aufgeführten Reflexe an der linken Hand oder dem linken Fuß, und fahren Sie mit dem gleichen Bereich auf der rechten Körperhälfte fort. Die Reflexe an Händen und Füßen sind hinsichtlich des Ergebnisses gleichwertig, jedoch sollte man die Fußreflexe mindestens einmal pro Woche bearbeiten. Koordinieren Sie die Druckanwendungen mit Ihrem Atem, und stellen Sie sich die Körperteile vor, die Sie stimulieren.

1. Die Sonnengeflecht- und Zwerchfellreflexe (siebenmal, links und recht) geben dem Sonnengeflecht und dem Zwerchfell den Anstoß zur Auslösung einer effizienten Atmung und zur Aussendung von Stoffwechselsignalen an alle Unterleibsorgane.
2. Die Magenreflexe (siebenmal, links und rechts) stimulieren die Durchmischungstätigkeit des Magens und beschleunigen die Absonderung wichtiger Verdauungssäfte.
3. Die Bauchspeicheldrüsenreflexe (siebenmal, links und rechts) veranlassen die Bauchspeicheldrüse zur Absonderung von Säften, die Kohlenhydrate rasch abbauen und den Blutzuckerspiegel regulieren.
4 Der Gallenreflex (siebenmal, nur rechts) stimuliert die Gallenblase zur Freisetzung der Galle, die Fette in kleine Tröpfchen zerteilt und zur Beschleunigung der Ausscheidung mild laxierend wirkt.
5 Die Nebennierenreflexe (siebenmal, links und rechts) veranlassen die Nebennieren zur Ausschüttung von Hormonen, die Stoffwechselprozesse steuern und den Muskeltonus der Eingeweide zur Förderung einer raschen Ausscheidung steigern.
6 Die Eingeweidereflexe (siebenmal, links und rechts) stimulieren und steigern die Tätigkeit der Eingeweide, der Hauptorgane der Schlackenausscheidung.
1 Die Sonnengeflecht- und Zwerchfellreflexe (siebenmal, links und rechts) weisen das Sonnengeflecht zur Aussendung von Nervensignalen an, die Gelassenheit und Wohlbefinden bewirken.

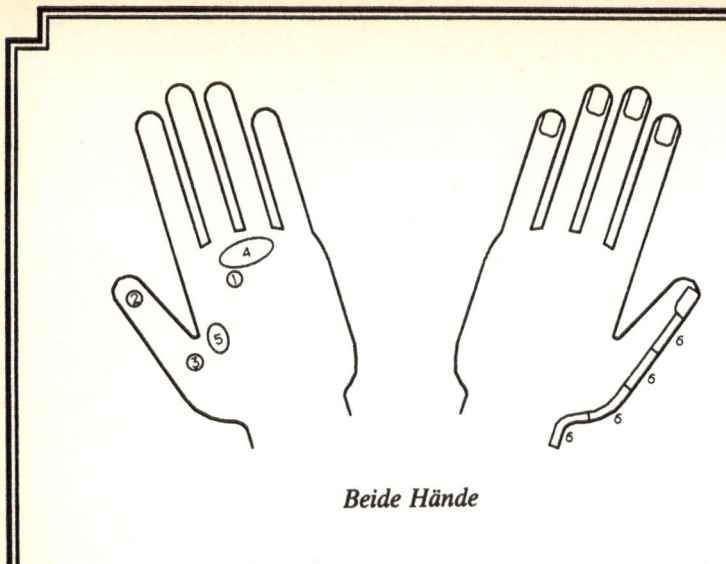

Beide Hände

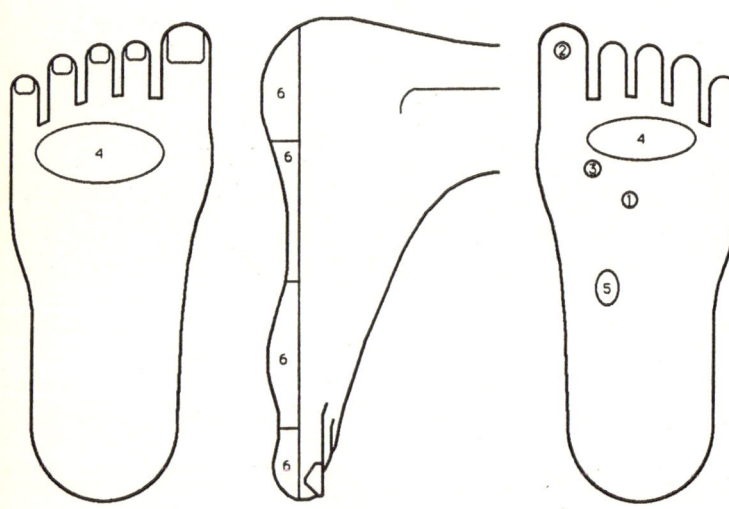

Beide Füße

Streßprogramm

Streßprogramm

7 Minuten – am Abend oder bei Angespanntheit

Streß, eines der am wenigsten verstandenen Phänomene in unserer Zeit, tritt bei fast allen menschlichen Aktivitäten auf. Berufe, die mit finanziellem oder persönlichem Risiko verbunden sind, oder der permanente Druck von Terminen sind äußerst streßintensiv. Auch persönliche Beziehungen, in denen sich ein emotioneller Wandel vollzieht, sind außerordentlich belastend, vor allem, wenn Gefühle unterdrückt werden müssen.

Während ein gewisses Maß an Streß durchaus förderlich ist, ist permanenter Streß außerordentlich kräftezehrend und kann zu Schlaflosigkeit, Verdauungsstörungen, Angespanntheit und Reizbarkeit führen. Neuere Studien haben gezeigt, daß ein direkter Zusammenhang zwischen dem Grad der Streßbelastung und Herzerkrankungen, Magengeschwüren, Migräne, Selbstmordneigungen und hohem Blutdruck besteht. Dabei ist es keineswegs schwierig, den Streß unter Kontrolle zu bringen und bemerkenswerte Veränderungen im persönlichen, physischen und emotionellen Wohlbefinden herbeizuführen.

Das Streßprogramm sollte immer dann durchgeführt werden, wenn man sich angespannt fühlt. Bearbeiten Sie die Reflexzonen in der angegebenen Reihenfolge, wobei Sie mit der ersten Reflexzone an der linken Hand bzw. am linken Fuß beginnen und dann mit der gleichen Reflexzone auf der anderen Seite fortfahren. Speziell bei diesem Programm ist es vorteilhaft, wenn man sich von jemand anderem helfen läßt. Achten Sie auf die Koordination des Drucks mit Ihrer Atmung, und stellen Sie sich die Körperteile vor, die Sie stimulieren.

1. Die Sonnengeflecht- und Zwerchfellreflexe (siebenmal, links und rechts) veranlassen diese Körperteile zur Regulierung der Atmung und zur Aussendung von Entspannungssignalen an die Unterleibsmuskeln und -organe.
2. Die Hypophysenreflexe (siebenmal, links und rechts) stimulieren die Hypophyse zur Herstellung bestimmter Hormongleichgewichte im Körper, die zu einer allgemeinen Beruhigung führen.
3. Die Schilddrüsen- und Nebenschilddrüsenreflexe (siebenmal, links und rechts) regen diese Drüsen an, den Muskeltonus ins Gleichgewicht zu bringen, was zu mehr Gelassenheit führt.
4. Die Lungenreflexe (siebenmal, links und rechts) bewirken über die Lungen eine Erhöhung des Sauerstoffspiegels im Blut, was die Stoffwechselprozesse anregt, die den Körper erneuern und ernähren.
5. Die Nierenreflexe (siebenmal, links und rechts) veranlassen die Nieren zur Regelung des Flüssigkeitshaushalts, der den Blutdruck beeinflußt.
6. Die Wirbelsäulenreflexe (siebenmal, links und rechts) stimulieren die Wirbelsäule, in der sich etwa die Hälfte der Nervenzellen des Körpers befindet, zur Dämpfung der nervösen Reaktionen.
1. Die Sonnengeflecht- und Zwerchfellreflexe (siebenmal, links und rechts) weisen das Sonnengeflecht zur Aussendung von Signalen an, die ein angenehmes Gefühl der körperlichen Entspannung bewirken.

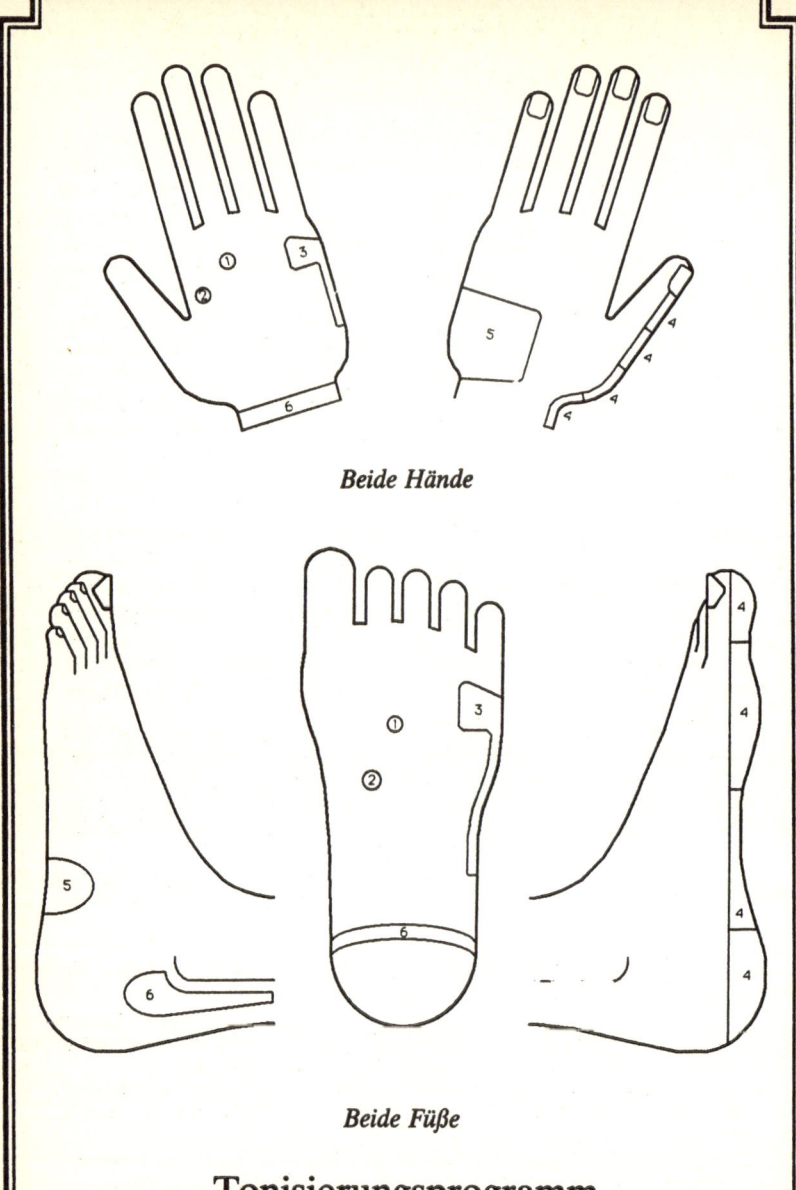

Beide Hände

Beide Füße

Tonisierungsprogramm

Tonisierungsprogramm

7 Minuten – dreimal pro Woche

Jede Facette des Lebens, von der psychischen Stabilität bis zur Rüstigkeit im hohen Alter, wird von der körperlichen Fitneß beeinflußt. Wer nicht fit ist, ermüdet schneller, ist geistig weniger regsam und laboriert häufiger und länger an Erkältungen und Grippe als andere, die bei guter Kondition sind. Dies gilt vor allem für Menschen mit sitzenden Berufen, die meinen, daß sie zu müde sind oder zu viel zu tun haben, um sich auch noch fit halten zu können.

Die Vorteile körperlichen Trainings zeigen sich bald an einem verbesserten Muskeltonus, einer drahtigen Figur, vermehrter Ausdauer und einer besseren Bewegungkoordination. Training steigert außerdem das Wohlbefinden, wodurch die Arbeit effizienter und weniger anstrengend wird. Wer gesund und spannkräftig ist, wer sich rundum wohl fühlt in seiner Haut, steht dem Leben überhaupt positiver gegenüber.

Das Tonisierungsprogramm stimuliert das Skelett, die Muskeln, das Nervensystem sowie die wichtigsten Gelenke des Körpers. Wenden Sie einmal vor Ihrem Training abwechselnd dieses Programm und das Kreislaufprogramm an. Beginnen Sie mit der ersten unten aufgeführten Reflexzone mit der linken Hand oder dem linken Fuß. Wenden Sie sich dann der gleichen Reflexzone an der rechten Hand bzw. dem rechten Fuß zu. Arbeiten Sie in der unten angegebenen Reihenfolge, und wechseln Sie jeweils von einer Körperhälfte zu anderen. Achten Sie auf die Koordination des Drucks mit Ihrer Atmung, und stellen Sie sich die Körperteile vor, die Sie stimulieren.

1. Die Sonnengeflecht- und Zwerchfellreflexe (siebenmal, links und rechts) bewirken über diese Körperteile die Herstellung einer kraftvollen Atmung und eine Stimulierung aller Unterleibsnerven.
2. Die Nebennierenreflexe (siebenmal, links und rechts) regen die Nebennieren zur Ausschüttung von Hormonen an, die eine wesentliche Rolle bei den Stoffwechselfunktionen in Muskeln und Nerven spielen.
3. Die Arm- und Schulterreflexe (siebenmal, links und rechts) stimulieren die Muskeln und Nerven der oberen Extremitäten und verbessern die Durchblutung der Arme, Schultern, Ellbogen und Handgelenke.
4. Die Wirbelsäulenreflexe (siebenmal, links und rechts) veranlassen die Wirbelsäule und das Rückenmark zur Koordinierung der Nerventätigkeit und steigern die Elastizität der Wirbelsäule.
5. Die Reflexe der Hüften und Beine (siebenmal, links und rechts) stimulieren die Muskeln und Nerven der unteren Extremitäten und verbessern die Durchblutung der Hüften, Ober- und Unterschenkel, der Knie und der Knöchel.
6. Die Ischiasreflexe (siebenmal, links und rechts) bewirken über die Ischiasnerven eine Stimulierung der Muskeln und Nerven, die beim Gehen und Stehen betätigt werden.
1. Die Sonnengeflecht- und Zwerchfellreflexe (siebenmal, links und rechts) weisen dieses Nervengeflecht an, den Körper in frischem und koordiniertem Zustand zu halten.

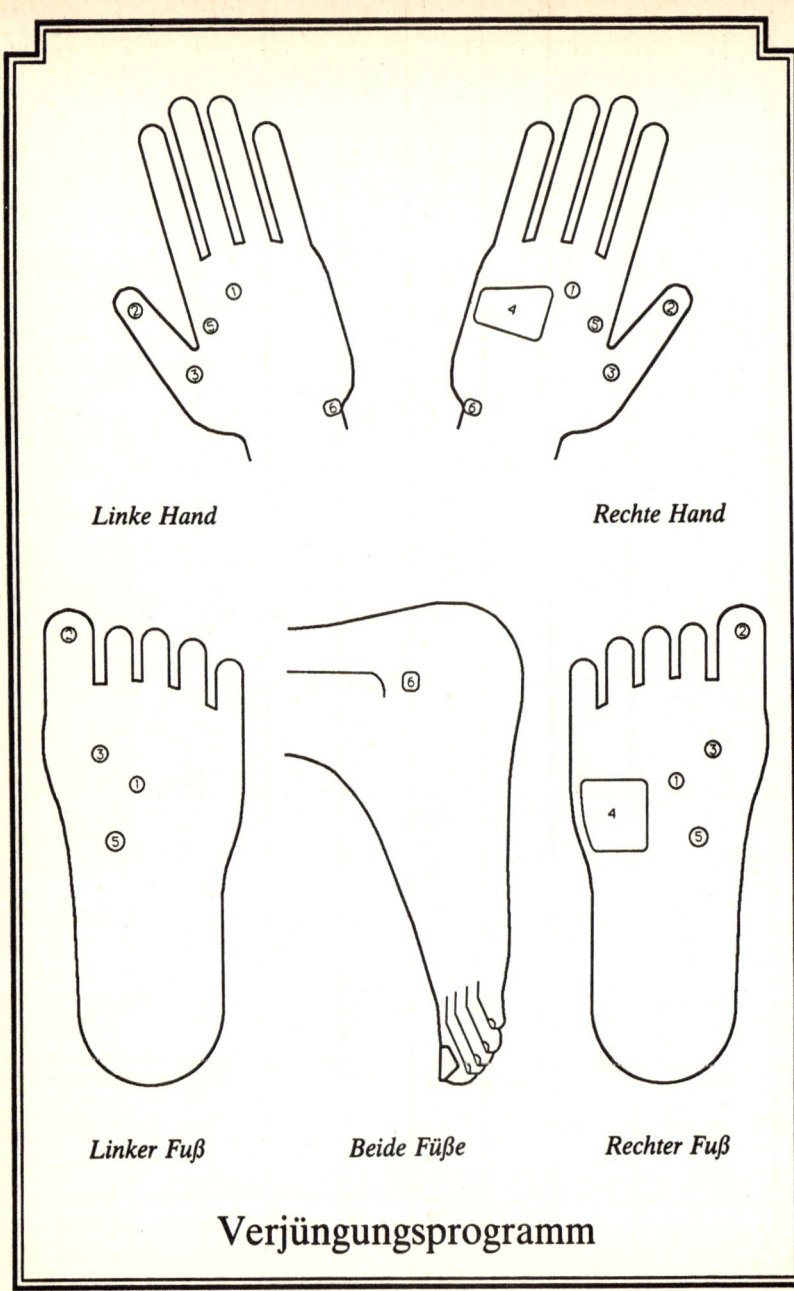

Linke Hand   *Rechte Hand*

Linker Fuß   *Beide Füße*   *Rechter Fuß*

Verjüngungsprogramm

136

Verjüngungsprogramm

7 Minuten – zweimal pro Woche

Weil wir altern, werden die Zellen unseres Körpers laufend erneuert. Im Laufe unseres Lebens werden die äußeren Schichten unserer Haut fast 1000mal abgestoßen und neu gebildet. Innerhalb von sieben Jahren erneuert sich der Körper mit Ausnahme der Nervenzellen, die sich nicht regenerieren, einmal vollständig. Dieser Erneuerungsprozeß ist immer noch ein Geheimnis, das in der DNS verborgen liegt, jedoch weiß man, daß Hormone bei diesem Prozeß eine wesentliche Rolle spielen.

Hormone sind chemische Botenstoffe, die von Drüsen abgesondert werden und an anderen Teilen des Körpers regulierend eingreifen. Hormone steuern das Wachstum und die Entwicklung des Körpers vom Fötus bis zum Greis, die Reproduktionsvorgänge und insbesondere die Widerstandsfähigkeit des Körpers gegenüber Infektionen und Erkrankungen. Aus diesem Grund ist die Gesunderhaltung der Drüsen, die Hormone absondern, der Schlüssel zu guter Gesundheit und jugendlicher Spannkraft in jedem Alter.

Dieses Programm stimuliert die primären Hormondrüsen, so daß sie auf die Bedürfnisse des Körpers prompt reagieren. Bearbeiten Sie die unten angegebenen Reflexzonen in der angegebenen Reihenfolge. Beginnen Sie mit der Bearbeitung der ersten Reflexzone an der linken Hand bzw. am linken Fuß, und fahren Sie dann mit dem gleichen Bereich an der rechten Hand bzw. dem rechten Fuß fort. Vergessen Sie nicht, den Druck mit Ihrer Atmung abzustimmen, und stellen sie sich die Drüsen vor, die Sie stimulieren.

1. Die Sonnengeflecht- und Zwerchfellreflexe (siebenmal, links und rechts) veranlassen das Sonnengeflecht zur Aussendung von Signalen, die den Atem regulieren und den Körper entspannen.
2. Die Hypophysenreflexe (siebenmal, links und rechts) stimulieren die Hypophyse zur Ausschüttung von Hormonen, die die Funktionen aller anderen Drüsen im Körper koordinieren.
3. Die Schilddrüsen- und Nebenschilddrüsenreflexe (siebenmal, links und rechts) regen diese Drüsen zur Ausschüttung von Hormonen an, die den Stoffwechsel regulieren, den Muskeltonus steigern und die Bildung von Knochen fördern.
4. Der Leberreflex (siebenmal, nur rechts) stimuliert die Leber zur Verarbeitung von Nährstoffen, zur Ausscheidung von Schlackenstoffen und zur Erzeugung von Antikörpern für das Immunsystem.
5. Die Nebennierenreflexe (siebenmal, links und rechts) veranlassen die Nebennieren zum Ausgleich des Wasser- und Mineralstoffhaushalts des Körpers und zur Ausschüttung von Epinephrin (Adrenalin), das die geistige Wachheit fördert und Energieschübe auslöst.
6. Die Reflexe der Eierstöcke und Hoden (siebenmal, links und rechts) stimulieren diese Geschlechtsdrüsen zur Bildung von Hormonen, die die Reproduktionszyklen steuern und die jugendliche Vitalität steigern.
1. Die Sonnengeflecht- und Zwerchfellreflexe (siebenmal, links und rechts) regen das Sonnengeflecht zur Aussendung von Signalen an, die Angstzustände, Niedergeschlagenheit und andere Streßwirkungen mildern.

Teil 3
SPEZIELLE BEHANDLUNGEN

Bestimmte Leiden und Erkrankungen sprechen gut auf eine Reflexzonenbehandlung an. Wenn Sie eine bestimmte Erkrankung beseitigen oder verhüten wollen, schlagen Sie in diesem Abschnitt nach. Sie finden hier eine kurze Beschreibung des Leidens sowie einen Behandlungsvorschlag – eine Liste miteinander zusammenhängender Reflexe und ihrer Funktionen. Da die Reflexzonentherapie eine ganzheitliche Therapie ist, wendet man den Behandlungsvorschlag am besten im Rahmen des Gesundheitsprogramms auf Seite 122 an, bei der alle Reflexpunkte des Körpers erfaßt werden.

Zur Anwendung des Behandlungsschemas beginnen Sie wie gewohnt mit dem Gesundheitsprogramm. Wenn Sie zu einem Reflex kommen, der in Ihrem Behandlungsschema genannt ist, führen Sie an diesem Reflex nicht wie angegeben 7, sondern 14 Druckanwendungen durch. Die Durchführung dieses Gesundheitsprogramms bzw. dieser speziellen Behandlung zweimal wöchentlich sollte durchaus genügen, um Gesundheitsstörungen zu verhüten, mit denen Sie zu tun haben. Bei akuten Gesundheitsproblemen können Sie die Behandlung auch täglich durchführen, bis sich Ihr Zustand wieder normalisiert hat.

Bei der Bearbeitung der Reflexe sollten Sie sich die Körperteile vorstellen, die Sie stimulieren, und sich auf deren Funktionen konzentrieren. Vergessen Sie Ihre Atmung nicht, d. h., atmen Sie beim Drücken ein und beim Nachlassen aus, und sorgen Sie dafür, daß Sie bequem und möglichst entspannt arbeiten können.

Die in diesem Abschnitt genannten Behandlungsschemata sind keine Allheilmittel, und sie sollen auch nicht jegliche andere Vorsorge ersetzen. Betrachten Sie sie als zusätzliche unterstützende Maßnahmen im Rahmen Ihrer Reflexzonenarbeit und Ihrer normalen Gesundheitsvorsorge, die Sie selbst betreiben oder Ihnen Ihr Arzt verordnet hat.

AKNE

(siehe Hautleiden)

ANÄMIE

Anämie ist eine Blutkrankheit, bei der zu wenig Hämoglobin im Blut vorhanden ist, derjenige Blutbestandteil, der die Körpergewebe mit Sauerstoff versorgt. Die Ursache ist häufig eine Unterversorgung mit Eisen, Kupfer, Kobalt und Folsäure (Vitamin B_{12}). Ein niedriger Hämoglobinspiegel bedeutet, daß das Gewebe nicht den notwendigen Sauerstoff bekommt, den es braucht, um seine Aufgaben voll erfüllen zu können. Die Folgen sind meist Müdigkeit und Kurzatmigkeit.

1. Der Milzreflex (vierzehnmal, nur links) stimuliert die Milz, die als Eisenspeicher fungiert, zur Wiederausschüttung von Hämoglobin aus beschädigten oder abgestorbenen roten Blutkörperchen.
2. Der Leberreflex (vierzehnmal, nur rechts) stimuliert die Leber zur Speicherung und Freisetzung von Kupfer, Eisen und Vitamin B_{12} bei Bedarf.

ARTHRITIS

Diese Entzündung eines oder mehrerer Gelenke kann vielfältige Ursachen haben, u. a. Abnutzung, Fettsucht, Streßzustände.

1. Die Reflexe des Sonnengeflechts und des Zwerchfells (vierzehnmal, links und rechts) regen diese Körperteile zur Bekämpfung des Streß an, indem sie den Nerven Signale zur Entspannung geben.
2. Die Reflexe der Schilddrüse und Nebenschilddrüsen (vierzehnmal, links und rechts) stimulieren in diesen Drüsen die Ausschüttung von Hormonen, die die Muskelspannung regeln.
3. Die Reflexe der Nebenniere (vierzehnmal, links und rechts) lösen in dieser Drüse die Absonderung von Hydrokortison aus, dem natürlichen Kortison, das Gewebeentzündungen entgegenwirkt.
4. Die Nierenreflexe (vierzehnmal, links und rechts) veranlassen die Nieren zur Verarbeitung flüssiger Schlackenstoffe, die sich an den Gelenken angesammelt haben.
5. Die Arm- und Schulterreflexe (vierzehnmal, links und rechts) stimulieren Schulter, Ellbogen, Handgelenk und andere Gelenke, so daß diese besser durchblutet und die umliegenden Muskeln und Nerven tonisiert werden.
6. Die Wirbelsäulenreflexe (vierzehnmal, links und rechts) bewirken an der Wirbelsäule eine Steigerung der Beweglichkeit und eine Regulierung der Nervenreflexe des Rückenmarks.
7. Die Reflexe der Hüfte und Beine (vierzehnmal, links und rechts) stimulieren die Gelenke und die unteren Gliedmaßen, wodurch diese besser durchblutet und die umliegenden Muskeln und Nerven tonisiert werden.

ASTHMA

Asthma wird ausgelöst durch Allergien, emotionelle Belastungen und eine Reihe anderer Faktoren.

1. Die Reflexe des Sonnengeflechts und des Zwerchfells (vierzehnmal, links und rechts) bewirken über Sonnengeflecht und Zwerchfell eine Regulierung der Atmung und erleichtern die Überwindung von Panikreaktionen und Angstzuständen.
2. Die Hypophysenreflexe (vierzehnmal, links und rechts) regen diese Drüse zur Ausschüttung von Hormonen an, die die Funktionen aller anderen Drüsen des Körpers steuern.
3 Die Lungenreflexe (vierzehnmal, links und rechts) erleichtern den Lungen und Bronchien die normale Funktion ohne Verkrampfung.
4. Die Reflexe der Nebennieren (vierzehnmal, links und rechts) regen die Nebennieren zur Ausschüttung von Adrenalin an, das die Atemwege erweitert, und von Hydrokortison, einem natürlichen Kortison, das entzündungshemmend wirkt.
5 Die Eingeweidereflexe (vierzehnmal, links und rechts) steigern in Dünn- und Dickdarm die Ausscheidung von Schlackenstoffen, die allergische Reaktionen auslösen oder fördern können.

AUGENLEIDEN

Es gibt eine große Vielzahl von Augenleiden, die entweder chronisch oder aber akut und damit behandelbar sein können. Die häufigsten Augenverletzungen sind auf oberflächige Verletzungen, Infektionen, geschwächte Muskeln und Überbeanspruchung, insbesondere durch schlechte Beleuchtung, zurückzuführen.

INFEKTIONEN – Augeninfektionen werden durch Viren und Bakterien hervorgerufen. Sie betreffen meist die Oberfläche der Hornhaut, das Augenlid (z. B. Bindehautentzündung) oder die Talgdrüsen in der Nähe der Wimpern (Gerstenkorn).

1. Die Augenreflexe (vierzehnmal, links und rechts) stimulieren an den Augen die Blut- und Lymphversorgung, so daß giftige Schlackenstoffe entfernt werden und gereiztes Gewebe beruhigt wird.
2 Der Milzreflex (vierzehnmal, nur links) regt die Milz an, spezifische Antikörper zur Bekämpfung der Infektion zu bilden.
3 Der Leberreflex (vierzehnmal, nur rechts) fördert an der Leber die Filtrierung von Schlackenstoffen und die Bekämpfung der Infektion.
4 Die Nierenreflexe (vierzehnmal, links und rechts) veranlassen die Nieren zur Reinigung des Bluts und Ausscheidung von Schlackenstoffen aus dem Körper.
5 Die Lymphsystemreflexe (vierzehnmal, links und rechts) veranlassen das Lymphsystem zur Mobilisierung infektionswidriger Zellen und zur Spülung der Hornhaut, wodurch giftige Schlackenstoffe entfernt werden.

SEHSTÖRUNGEN – Bei Sehstörungen sind mehrere Faktoren einzeln oder in einer Kombination im Spiel. Hierzu gehören u. a. die Form des Augapfels, der Tonus der Augenmuskeln und der Zustand des Sehnervs und der zugehörigen Zentren im Gehirn.

1. Die Gehirnreflexe (vierzehnmal, links und rechts) regen im Gehirn die neurologischen Funktionen an.
2. Die Augenreflexe (vierzehnmal, links und rechts) stimulieren an den Augen eine Verbesserung der Blutversorgung der Sehnerven.
3. Der Leberreflex (vierzehnmal, nur rechts) regt die Leber zur Speicherung und Freisetzung von Vitamin A an, das für gutes Nachtsehen erforderlich ist.
4. Die Lymphsystemreflexe (vierzehnmal, links und rechts) regen das Lymphsystem zur Belebung der Hornhaut in einem Nährstoffbad an.

ÜBERANSTRENGUNG – Eine Überanstrengung der Augen kann Kopfschmerzen hervorrufen. Die Ursachen können u. a. Streß, Überbeanspruchung der Augen bei Arbeiten, die genaues Hinsehen erfordern, z. B. am Bildschirm, schlechte Beleuchtung oder schlecht angepaßte Brillen oder Kontaktlinsen sein.

1. Die Reflexzonen des Sonnengeflechts und des Zwerchfells (vierzehnmal, links und rechts) regen das Sonnengeflecht zur Aussendung von Signalen an, die den Körper entspannen und insgesamt zu einer Lockerung führen.
2. Die Nierenreflexe (vierzehnmal, links und rechts) bewirken eine Regulierung des Flüssigkeitshaushalts und des Blutdrucks durch die Nieren.
3. Die Augenreflexe (vierzehnmal, links und rechts) stimulieren an den Augen eine Verbesserung der Blut- und Lymphversorgung, wodurch ermüdetes Gewebe belebt wird.
4 Die Arm- und Schulterreflexe (vierzehnmal, links und rechts) stimulieren die Arme und Schultern zur Entspannung der Muskulatur, wodurch Nackenverspannungen gelöst werden.
5 Die Wirbelsäulenreflexe (vierzehnmal, links und rechts) regen die Wirbelsäule zur Aussendung von Entspannungssignalen in die umliegenden Muskeln an, insbesondere die Nackenmuskeln.
6 Die Reflexe des Lymphsystems (vierzehnmal, links und rechts) regen das Lymphsystem an, die Hornhaut durch Versorgung mit Nährstoffen zu beruhigen und zu erfrischen.

BLASENLEIDEN

(siehe auch Nierenleiden, Prostataleiden)

Die häufigsten Blasenleiden sind Infektionen, Harnverhaltung und Harninkontinenz aufgrund einer Schwäche des Ringmuskels. Die hier aufgeführten Reflexzonen können zur Verhütung von Infektionen beitragen, indem Sie die harnableitenden Wege zu einwandfreier Funktion anregen.

INFEKTIONEN – Infektionen der Harnblase können in vielerlei Form auftreten und sind in der Regel auf das Vorhandensein von Krankheitserregern in Nieren, Harnleitern oder im Blut zurückzuführen. Akute Zystitis, die häufigste Blaseninfektion, ist in vielen Fällen auf mangelnde Hygiene zurückzuführen und kann bei Frauen in der Regel dadurch vermieden werden, daß die Reinigung nach der Stuhlentleerung nach hinten statt nach vorne erfolgt. Begünstigt werden Blaseninfektionen auch durch Streßbelastung bei gleichzeitig verringerter Widerstandsfähigkeit.

1. Die Sonnengeflecht- und Zwerchfellreflexe (vierzehnmal, links und rechts) stimulieren das Sonnengeflecht zur Unterstützung des Körpers bei der Streßabwehr.
2. Der Milzreflex (vierzehnmal, nur links) regt die Milz an, bestimmte infektionshemmende Funktionen auszuführen.
3. Der Leberreflex (vierzehnmal, nur rechts) stimuliert an der Leber die Herstellung einer Vielzahl von Antikörpern und die Ausfiltrierung von Schlackenstoffen.
4. Die Nebennierenreflexe (vierzehnmal, links und rechts) stimulieren diese Drüsen zur Regulierung der Funktionen und zur Freisetzung von entzündungshemmendem Kortison.
5. Die Nierenreflexe (vierzehnmal, links und rechts) beschleunigen die Blutreinigung durch Anregung der Ausscheidung von giftigen Abbauprodukten durch die Nieren.
6. Die Blasenreflexe (vierzehnmal, links und rechts) fördern die Durchblutung der Blase und damit deren Versorgung mit infektionswidrigen Substanzen.
7. Die Lymphsystemreflexe (vierzehnmal, links und rechts) veranlassen das Lymphsystem zur Mobilisierung von entzündungswidrigen Körperzellen.

INKONTINENZ – Die Unfähigkeit zur kontrollierten Harnentleerung kann verursacht sein durch Verletzungen, schwache Blasenmuskulatur, Druck auf die Blase in den späteren Schwangerschaftsmonaten und emotionellen Streß.

1. Die Sonnengeflecht- und Zwerchfellreflexe (vierzehnmal, links und rechts) veranlassen das Sonnengeflecht zur Aussendung von Signalen, die es dem Körper erleichtern, sich zu entspannen und seelische Unruhe zu überwinden.
2. Die Blasenreflexe (vierzehnmal, links und rechts) geben der Blase den Impuls zur regelmäßigen Entleerung, wobei die Muskulatur trainiert und gekräftigt wird.
3. (Für Männer:) Die Prostatareflexe (vierzehnmal, links und rechts) stimulieren diese Drüse, daß sie gesund bleibt und sich nicht vergrößert, wodurch Druck auf die Blase oder die Harnröhre entstehen könnte.

BLUTHOCHDRUCK

Bluthochdruck ist ein Zustand, bei dem das Herz kräftiger pumpen muß, um den Kreislauf aufrechtzuerhalten. Bluthochdruck hat eine Vielzahl von Ursachen, u. a. erbliche Veranlagung, Fettleibigkeit, Streß, Herzerkrankungen, Nierenleiden sowie Drüsenfunktionsstörungen, insbesondere der Hypophyse, der Schilddrüse und der Nebenschilddrüsen. Symptome für Bluthochdruck sind Schwindelgefühl, Übelkeit und Kopfschmerzen.

1. Die Sonnengeflecht- und Zwerchfellreflexe (vierzehnmal, links und rechts) regen das Sonnengeflecht zur Aussendung von Signalen an, die dem Körper helfen, Streß und Angstgefühle zu bekämpfen.
2 Die Hypophysenreflexe (vierzehnmal, links und rechts) stimulieren an dieser Drüse die Ausschüttung von Hormonen, die die Funktionen aller anderen Körperdrüsen regulieren.
3. Die Schilddrüsen- und Nebenschilddrüsenreflexe (vierzehnmal, links und rechts) regen diese Drüsen an, den Stoffwechsel und die Pulsfrequenz zu kontrollieren, indem sie den Kalziumspiegel regeln, der die Herzkontraktionen beeinflußt.
4 Der Herzreflex (vierzehnmal, nur links) stimuliert die Kreislauffunktionen, die das Blut durch den Körper pumpen.
5. Die Nebennierenreflexe (vierzehnmal, links und rechts) lösen an diesen Drüsen die Ausschüttung von Hormonen aus, die den Muskeltonus des Herzens steigern und den Natrium- und Kaliumspiegel steuern und dadurch den Blutdruck beeinflussen.
6. Die Nierenreflexe (vierzehnmal, links und rechts) regen die Nieren an, Schlackenstoffe aus dem Blut zu entfernen und den Flüssigkeitshaushalt zu regeln, der sich auf den Blutdruck auswirkt.

BRONCHITIS

Diese Entzündung der Bronchialschleimhäute ist normalerweise auf eine Bakterien- oder Virusinfektion zurückzuführen. Bronchitis tritt häufig dann auf, wenn die Widerstandskraft des Körpers geschwächt ist, meist als Komplikation einer Erkältung.

1. Die Sonnengeflecht- und Zwerchfellreflexe (vierzehnmal, links und rechts) regen das Sonnengeflecht und das Zwerchfell zur Unterstützung der Lungen bei der Atmung an.
2 Die Lungenreflexe (vierzehnmal, links und rechts) stimulieren die Lungen und die Bronchien zur Abwehr von Entzündungen und Beseitigung von Verengungen.
3. Die Nebennierenreflexe (vierzehnmal, links und rechts) veranlassen diese Drüsen zur Ausschüttung von Hydrokortison, das Gewebeentzündungen entgegenwirkt, und von Epinephrin (Adrenalin), das die Atemwege erweitert.
4 Die Lymphsystemreflexe (vierzehnmal, links und rechts) stimulieren die Lymphdrüsen zur Mobilisierung von Zellen, die Krankheitserreger bekämpfen.

BRÜSTE

(siehe Frauenleiden, Menstruationsbeschwerden)

BURSITIS

Bursitis ist eine schmerzhafte Entzündung des mit einer Flüssigkeit (Gelenkschmiere) gefüllten Schleimbeutels. Bursitis kann an Ellbogen, Schultern, Knien, Hüften und Knöcheln auftreten.

1. Die Nebennierenreflexe (vierzehnmal, links und rechts) stimulieren die Nebennieren, die die Ausschüttung von Hydrokortison auslösen, eines natürlichen Kortisons, das der Entzündung von Geweben entgegenwirkt.
2. Die Nierenreflexe (vierzehnmal, links und rechts) regen an den Nieren die Ausscheidung von Schlackenstoffen aus dem Körper an, damit diese sich nicht an den Gelenken ansammeln können.
3. Die Arm- und Schulterreflexe (vierzehnmal, links und rechts) und/oder die Reflexe der Hüften und Beine (vierzehnmal, links und rechts) stimulieren die Gelenke und Glieder, so daß ihre Blutversorgung verbessert wird und Schlackenstoffe abgebaut werden, die sich dort angesammelt haben.

DEPRESSIONEN

(siehe Streß)

ERKÄLTUNG

(siehe auch Bronchitis, Nebenhöhlenentzündungen)

Diese sehr häufige Infektion ist auf eine Vielzahl von Viren zurückzuführen Zu den Symptomen gehören verstopfte Nase, Niesen, tränende Augen, Muskelschmerzen, Husten und Fieberschübe.

1. Die Hypophysenreflexe (vierzehnmal, links und rechts) stimulieren an dieser Drüse die Absonderung von Hormonen, die alle anderen Drüsen im Körper aktivieren.
2. Die Nebenhöhlenreflexe (vierzehnmal, links und rechts) regen die Nebenhöhlen an, angesammelte Fremdstoffe zu entfernen und die Entzündung ihrer Schleimhäute zu bekämpfen.
3. Die Ohrenreflexe (vierzehnmal, links und rechts) stimulieren an den Ohren eine bessere Durchblutung, wodurch die Entfernung infektiöser Substanzen beschleunigt wird.
4. Die Lungenreflexe (vierzehnmal, links und rechts) regen die Lungen und Bronchien zur Bekämpfung von Verengungen an, wodurch der Sauerstoffspiegel im Blut ansteigt.
5. Die Nebennierenreflexe (vierzehnmal, links und rechts) veranlassen diese Drüsen zur Ausscheidung von Epinephrin (Adrenalin), das die Luftwege erweitert.
6. Die Lymphsystemreflexe (vierzehnmal, links und rechts) stimulieren das Lymphsystem zur Bekämpfung von Infektionen im ganzen Körper.

FLATULENZ

Flatulenz ist ein unangenehmer Zustand, der durch Gase in Magen und Darm hervorgerufen wird. Die Ursachen sind hauptsächlich Luftschlucken oder der Verzehr blähender Speisen wie z. B. Bohnen.

1. Die Magenreflexe (vierzehnmal, links und rechts) regen den Magen zur Durchmischung der Speisen an.
2. Der Leberreflex (vierzehnmal, nur rechts) bewirkt an der Leber die Ausscheidung von Galle, die die Speisen in verwertbare Nährstoffe zerlegt.
3. Der Gallenreflex (vierzehnmal, nur rechts) löst an der Gallenblase die Ausscheidung der gespeicherten Galle aus, die die Speisen abbaut und glatt durch den Darm gleiten läßt.
4. Die Eingeweidereflexe (vierzehnmal, links und rechts) regen an Dünn- und Dickdarm die Peristaltik an, damit keine Stockungen entstehen und die Blähungen abgehen können.

FRAUENLEIDEN

(siehe auch Blasenleiden, Menstruationsbeschwerden, Sterilität)

Mit dem Oberbegriff Frauenleiden werden alle Erkrankungen erfaßt, die speziell bei Frauen auftreten. Sie betreffen meist den Geschlechtsapparat.

BRUSTERKRANKUNGEN – Die häufigsten Brusterkrankungen bei Frauen sind Anschwellung und Schmerzen kurz vor der Periode und während der Schwangerschaft sowie das ständige oder intermittierende Auftreten gutartiger Zysten in den Brüsten.

1. Die Hypophysenreflexe (vierzehnmal, links und rechts) stimulieren die Hypophyse, die die sexuelle Entwicklung, die Milchbildung und die Erzeugung von Hydrokortison steuert.
2. Die Nebennierenreflexe (vierzehnmal, links und rechts) stimulieren diese Drüsen zur Absonderung von Hydrokortison, das Gewebeschwellungen abbaut.
3. Die Nierenreflexe (vierzehnmal, links und rechts) regen die Nieren an, den Flüssigkeitshaushalt des Körpers zu regulieren, um die Schwellungen zu reduzieren.
4. Die Reflexe der Eierstöcke (vierzehnmal, links und rechts) stimulieren an den Eierstöcken die Regulierung der Ausscheidung des weiblichen Geschlechtshormons.
5. Die Lymphsystemreflexe (vierzehnmal, links und rechts) regen den Lymphkreislauf an, wodurch die Ansammlung von Schlackenstoffen verhindert wird.
6. Die Brustreflexe (vierzehnmal, links und rechts) unterstützen die Funktionen der Brüste.

INFEKTIONEN – Infektionen des weiblichen Geschlechtsapparats können unterschiedlicher Herkunft sein. Krankheitserreger (z. B. Tripper und Herpes) können durch sexuellen Kontakt mit einem infizierten Partner übertragen werden. Außerdem können sich natürlich vorhandene Organismen (wie z. B. Hefe) gelegentlich aufgrund von Streß, herabgesetzter Widerstandskraft oder einer Störung im chemischen Gleichgewicht des Körpers übermäßig vermehren.

1 Die Sonnengeflecht- und Zwerchfellreflexe (vierzehnmal, links und rechts) unterstützen den Streßabbau, indem sie das Sonnengeflecht anweisen, dem Körper Entspannungssignale zu geben.
2. Der Milzreflex (vierzehnmal, nur links) löst an der Milz die Ausscheidung spezifischer infektionswidriger Antikörper und die Filtrierung von Verunreinigungen aus der Lymphe aus.
3. Der Leberreflex (vierzehnmal, nur rechts) stimuliert die Leber zur Durchführung ihrer Aufgaben bei der Filtrierung von Schlackenstoffen und der Bekämpfung von Infektionen.
4. Die Nierenreflexe (vierzehnmal, links und rechts) beschleunigen die Verarbeitung wichtiger Schlackenstoffe, indem sie die Nieren veranlassen, das Blut schneller zu filtrieren.
5. Die Eierstockreflexe (vierzehnmal, links und rechts) stimulieren die Eierstöcke zur Infektionsabwehr, indem sie die Durchblutung und die Versorgung mit Lymphe verbessern.
6. Die Lymphsystemreflexe (vierzehnmal, links und rechts) bewirken im Lymphsystem eine Mobilisierung der infektionsbekämpfenden Zellen und die Entfernung angesammelter giftiger Schlackenstoffe.
7. Die Gebärmutterreflexe (vierzehnmal, links und rechts) kräftigen die gesunden Funktionen der Gebärmutter und helfen bei der Abwehr von Infektionen.

GALLENSTEINE

Gallensteine sind feste Körper, die die Größe eines mikroskopischen Kristalls, aber auch einer Limone haben können Sie werden aus Galle ausgefällt, die sich in der Gallenblase zu stark konzentriert hat.

1. Der Leberreflex (vierzehnmal, nur rechts) stimuliert die Leber zur Erzeugung frischer Galle, die überkonzentrierte Galle in der Gallenblase ersetzt und ausschwemmt.
2. Der Gallenreflex (vierzehnmal, nur rechts) regt die Galle an, sich regelmäßig zu entleeren.
3. Die Eingeweidereflexe (vierzehnmal, links und rechts) stimulieren Dünn- und Dickdarm zur Auslösung von Gallenabsonderung aus der Gallenblase und der Ausscheidung von Steinen.

GESCHWÜRE

Geschwüre sind offene Stellen der Haut oder Schleimhaut, die entzündet sind und schlecht heilen. Am häufigsten kommen Geschwüre im gastrointestinalen Bereich vor, d. h. an der Magenschleimhaut, in der Speiseröhre und in den Eingeweiden. Die genauen Ursachen dafür sind nicht bekannt, jedoch scheint Streß eine wichtige Rolle zu spielen.

1. Die Sonnengeflecht- und Zwerchfellreflexe (vierzehnmal, links und rechts) weisen das Sonnengeflecht zur Aussendung von Signalen an, die dem Körper helfen, Spannungen und Angstgefühle zu überwinden.
2. Die Magenreflexe (vierzehnmal, links und rechts) stimulieren die Blutzufuhr zum Magengewebe und damit dessen Versorgung mit heilenden Substanzen.
3. Die Nebennierenreflexe (vierzehnmal, links und rechts) stimulieren die Nebennieren zur Regelung des Blutdrucks und zur Absonderung von entzündungswidrigem Hydrokortison.
4. Die Eingeweidereflexe (vierzehnmal, links und rechts) regen Dünn- und Dickdarm zu regelmäßigen Kontraktionen an, damit ihr Inhalt ständig weiterbefördert wird.

GICHT

Diese Entzündung eines oder mehrerer Gelenke, insbesondere des Großzehengelenks, entsteht durch einen Überschuß von Harnsäure im Blut. Ursachen sind vermutlich Hormonstörungen, die die Nierenfunktion beeinflussen.

1. Die Hypophysenreflexe (vierzehnmal, links und rechts) stimulieren die Hypophyse zur Ausschüttung von Hormonen, die die Funktionen aller anderen Körperdrüsen koordinieren.
2. Der Milzreflex (vierzehnmal, nur links) regt die Milz zur Regulierung der Harnsäurebildung an.
3. Die Nebennierenreflexe (vierzehnmal, links und rechts) fördern an diesen Drüsen die Ausschüttung des entzündungswidrigen Hydrokortisons.
4. Die Nierenreflexe (vierzehnmal, links und rechts) weisen die Nieren zur Regulierung der Harnsäureproduktion und zur Ausscheidung von Schlackenstoffen an, die sich sonst an den Gelenken ansammeln könnten.

GÜRTELROSE

Bei der Gürtelrose handelt es sich um eine schmerzhafte Virusinfektion an einem Nervenende, die häufig durch Streß ausgelöst wird und manchmal von Bläschenbildung begleitet ist. Das Zoster-Virus ist das gleiche, das auch Windpocken hervorruft.

1. Die Sonnengeflecht- und Zwerchfellreflexe (vierzehnmal, links und rechts) regen das Sonnengeflecht zur Aussendung von Signalen an, die dem Körper helfen, sich zu entspannen und den Streß abzubauen.
2. Die Wirbelsäulenreflexe (vierzehnmal, links und rechts) veranlassen das Rückenmark, die nervösen Reaktionen des Körpers zu dämpfen und die Muskeln im Wirbelsäulenbereich zu entspannen.
3. Die Lymphsystemreflexe (vierzehnmal, links und rechts) stimulieren das Lymphsystem zur Steigerung der Widerstandskraft des Körpers.

HÄMORRHOIDEN

Man nimmt heute an, daß die Hämorrhoiden, Krampfadern des Mastdarms und des Afters, die unvermeidliche Folge unseres aufrechten Gangs sind. Sie gelten als harmlos, sofern keine Entzündungen oder schwere Blutungen auftreten, jedoch können sie sehr schmerzhaft sein. Hämorrhoiden können verschlimmert werden durch Verstopfung, Schwangerschaft und den wiederholten Gebrauch starker Abführmittel.

1. Die Bauchspeicheldrüsenreflexe (vierzehnmal, links und rechts) regen die Bauchspeicheldrüse an, die für den Abbau der Speisen erforderlichen Verdauuungssäfte abzusondern.
2. Der Leberreflex (vierzehnmal, nur rechts) weist die Leber an, verdauungsfördernde Galle abzusondern, damit die Gefahr von Verstopfungen vermindert wird.
3. Der Gallenreflex (vierzehnmal, nur rechts) regt die Gallenblase an, Galle abzusondern, die als mildes Abführmittel wirkt.
4. Die Nebennierenreflexe (vierzehnmal, links und rechts) stimulieren diese Drüsen zur Ausschüttung von Hormonen, die den Muskeltonus der Verdauungsorgane erhöhen.
5. Die Eingeweidereflexe (vierzehnmal, links und rechts) veranlassen Dünn- und Dickdarm zu regelmäßigen Kontraktionen, wodurch Schlackenstoffe entfernt und Verstopfungen verhindert werden.

HAUTLEIDEN

Die Haut kann von den verschiedensten Leiden betroffen sein. Hierzu gehören u. a.: trockene Haut (durch schlechte Ernährung, Chemikalien, Entwässerung und Störungen des hormonalen Gleichgewichts), fettige Haut (durch fettreiche Speisen und Störungen des hormonalen Gleichgewichts), Akne (durch Hormonstörungen, schlechte Ernährung und Infektionen) und Ausschlag (durch Allergien und Streß).

1. Die Hypophysenreflexe (vierzehnmal, links und rechts) stimulieren diese Drüse zur Ausschüttung von Hormonen, die alle Drüsenfunktionen des Körpers harmonisieren.
2. Die Schilddrüsen- und Nebenschilddrüsenreflexe (vierzehnmal, links und rechts) stimulieren diese Drüsen, den Stoffwechsel zu regulieren.
3. Der Leberreflex (vierzehnmal, nur rechts) bewirkt an der Leber die Speicherung und Freisetzung von Vitamin A für die Regulierung der Talgproduktion, die Regulierung der Nährstoffabsorption und die Freisetzung von Antikörpern zur Bekämpfung von Infektionen.
4. Die Nebennierenreflexe (vierzehnmal, links und rechts) bewirken an den Nebennieren die Regulierung des Stoffwechsels der Fette, Eiweiße und Kohlenhydrate sowie die Bekämpfung von Entzündungen der Talgdrüsen.

5. Die Nierenreflexe (vierzehnmal, links und rechts) regen die Nieren zur Ausscheidung giftiger Stoffe aus dem Blut und zur Regulierung des Wasserhaushalts an.
6. Die Reflexe der Eierstöcke bzw. Hoden (vierzehnmal, links und rechts) weisen diese Geschlechtsdrüsen an, die Hormonausschüttung zu regulieren.
7. Die Lymphsystemreflexe (vierzehnmal, links und rechts) stimulieren das Lymphsystem, giftige Schlackenstoffe aus dem Körper auszuscheiden und Antikörper zur Bekämpfung von Hautinfektionen freizusetzen.

HERZLEIDEN

Die Unfähigkeit des Herzens, seine Funktion einwandfrei auszuführen, ist auf Streß oder hohen Blutdruck zurückzuführen, zwei Erkrankungen, die jeweils eine Vielzahl von Symptomen auslösen. Andere Funktionsstörungen sind Arrhythmie (Herzrhythmusstörungen), Verengungen der Arterien durch Ablagerungen an den Gefäßwänden und Angina, Schmerzen in der Brust, die durch Sauerstoffmangel im Herzgewebe entstehen. Die Diagnose von Herzerkrankungen muß vom Arzt gestellt werden. Vorbeugen kann man den meisten Herzerkrankungen durch fettarme, ballaststoffreiche Kost, regelmäßiges Training und Vermeidung von Streß.

1. Die Sonnengeflecht- und Zwerchfellreflexe (vierzehnmal, links und rechts) veranlassen das Sonnengeflecht zur Aussendung von Signalen, die dem Körper helfen, sich zu entspannen und Streß und Angstgefühle zu überwinden.
2. Die Schilddrüsen- und Nebenschilddrüsenreflexe (vierzehnmal, links und rechts) stimulieren diese Drüsen zur Regulierung des Stoffwechsels und der Herzfrequenz, wobei gleichzeitig der Kalziumspiegel geregelt wird, der für die Herzkontraktionen verantwortlich ist.
3. Die Lungenreflexe (vierzehnmal, links und rechts) stimulieren an den Lungen den Austausch des giftigen Kohlendioxids im Blut gegen den Sauerstoff, der für den Stoffwechsel benötigt wird.
4. Der Herzreflex (vierzehnmal, nur linke Seite) stimuliert die Aktivität der Herzgefäße, durch die das Blut durch den Körper gepumpt wird.
5. Die Nebennierenreflexe (vierzehnmal, links und rechts) bewirken an den Nebennieren die Ausscheidung von Hormonen, die den Muskeltonus des Herzens steigern und durch die Regelung des Natrium- und Kaliumspiegels den Blutdruck und Puls beeinflussen.
6. Die Nierenreflexe (vierzehnmal, links und rechts) regen die Nieren an, Schlackenstoffe aus dem Blut herauszufiltern und den Flüssigkeitshaushalt zu regulieren, der den Blutdruck beeinflußt.

HEUSCHNUPFEN

Heuschnupfen ist eine nicht ansteckende allergische Reaktion auf in der Luft befindliche Pollen. Die Symptome treten meist im Mai und Juni auf und bestehen in entzündeten Augen, Nebenhöhlen und Nasenschleimhäuten sowie gelegentlich auch Halsentzündungen und Bronchienreizungen.

1. Die Sonnengeflecht- und Zwerchfellreflexe (vierzehnmal, links und rechts) regen das Sonnengeflecht und das Zwerchfell an, die Lungen bei ihren Atmungsaufgaben zu unterstützen.
2. Die Hypophysenreflexe (vierzehnmal, links und rechts) stimulieren diese Drüse zur Absonderung von Hormonen, die die Funktionen aller anderen Hormondrüsen des Körpers steuern.
3. Die Lungenreflexe (vierzehnmal, links und rechts) helfen den Lungen und Bronchien, ohne Verengung zu arbeiten.
4. Die Nebennierenreflexe (vierzehnmal, links und rechts) weisen diese Drüsen zur Ausschüttung von Epinephrin (Adrenalin) an, das die Luftwege erweitert, und von Hydrokortison, einem natürlichen Kortison, das entzündungswidrig wirkt.

IMPOTENZ

Impotenz ist die vorübergehende oder dauernde Unmöglichkeit der Erektion. Praktisch jeder Mann leidet einmal an Impotenz, die meist auf Erschöpfungszustände, emotionellen Streß oder Alkohol- und Arzneimittelmißbrauch zurückzuführen ist. Impotenz kann jedoch noch viele andere Ursachen haben, u. a. Diabetes und Syphilis.

1. Die Sonnengeflecht- und Zwerchfellreflexe (vierzehnmal, links und rechts) bewirken am Sonnengeflecht die Aussendung entspannender Signale in den Unterleib, wodurch Spannungen abgebaut werden.
2. Die Hypophysenreflexe (vierzehnmal, links und rechts) stimulieren die Hypophyse zur Freisetzung von Hormonen, die alle Drüsenfunktionen des Körpers regulieren.
3. Die Gehirnreflexe (vierzehnmal, links und rechts) beleben das Gehirn, so daß es körperliche und emotionelle Reaktionen richtig regelt.
4. Die Schilddrüsen- und Nebenschilddrüsenreflexe (vierzehnmal, links und rechts) weisen diese Drüsen an, den Kalziumspiegel zu regulieren, der den Muskeltonus steuert.
5. Die Hodenreflexe (vierzehnmal, links und rechts) stimulieren die Hoden zur Regulierung der Ausschüttung des männlichen Geschlechtshormons.
6. Die Prostatareflexe (vierzehnmal, links und rechts) fördern die Durchblutung und damit die Gesundheit der Prostata.

ISCHIAS

Ischias ist eine Entzündung des Ischiasnervs, die u. a. auf Verletzungen, Verstopfung, Kälteeinwirkung und Arthritis zurückzuführen sein kann.

1. Die Nebennierenreflexe (vierzehnmal, links und rechts) regen diese Drüsen zur Absonderung der natürlichen entzündungswidrigen Substanz Hydrokortison an.
2. Die Eingeweidereflexe (vierzehnmal, links und rechts) stimulieren Dünn- und Dickdarm zu regelmäßigen Kontraktionen, wodurch Verstopfungen verhindert werden.
3. Die Wirbelsäulenreflexe (vierzehnmal, links und rechts) weisen das Rückenmark zur Aussendung entspannender Signale in die umgebenden Muskeln an, insbesondere im Bereich der Hüfte.
4. Die Reflexe der Hüfte und Beine (vierzehnmal, links und rechts) vermitteln in den unteren Gliedmaßen eine bessere Durchblutung und eine Entspannung der Muskeln.
5. Die Ischiasnervenreflexe (vierzehnmal, links und rechts) stimulieren die Ischiasnerven zur Dämpfung ihrer Reaktionen und zur Abwehr von Entzündungen.

KOLITIS UND DIVERTIKULITIS

(siehe auch Verdauungsstörungen)

Bei diesen schmerzhaften Unterleibserkrankungen handelt es sich um Entzündungen der Darmwände.

1. Die Nebennierenreflexe (vierzehnmal, links und rechts) stimulieren diese Drüsen zur Absonderung von Norepinephrin, das den Tonus der Eingeweidemuskulatur aufrechterhält, sowie von Hydrokortison, das entzündungswidrig wirkt.
2. Die Eingeweidereflexe (vierzehnmal, links und rechts) stimulieren Dünn- und Dickdarm zu regelmäßigen Kontraktionen und zur Ausscheidung von Schlackenstoffen.
3. Die Lymphsystemreflexe (vierzehnmal, links und rechts) stimulieren die Lymphdrüsen zur Mobilisierung von krankheitsbekämpfenden Zellen im Körper, wodurch dessen Widerstandskraft gestärkt wird.

KOPFSCHMERZEN

(siehe auch Augenleiden, Migräne, Ohrenleiden)

Schmerzen im Inneren des Kopfes oder an der Stirn sind auf eine Vielzahl von Ursachen zurückzuführen. Dies sind u. a. toxische Reaktionen auf Alkohol oder Arzneimittel, Nahrungsmittelallergien oder schlechte Ernährung, Verspannungen im Nacken- und Schulterbereich, Augenerkrankungen, starker Lärm oder blendendes Licht sowie emotionelle Belastungen.

1. Die Sonnengeflecht- und Zwerchfellreflexe (vierzehnmal, links und rechts) weisen das Sonnengeflecht zur Aussendung von Signalen an, die dem Körper helfen, sich zu entspannen, Streß zu bekämpfen und Angstgefühle zu überwinden.
2. Die Gehirnreflexe (vierzehnmal, links und rechts) stimulieren das Gehirn zur Regulierung und Steigerung seiner neurologischen Funktionen.

3 Die Nebenhöhlenreflexe (vierzehnmal, links und rechts) regen die Nebenhöhlen an, Ansammlungen von Eiter usw. aufzulösen, durch die ein innerer Druck entsteht.

4 Die Ohrenreflexe (vierzehnmal, links und rechts) stimulieren an den Ohren eine verbesserte Durchblutung, wodurch infektiöse Substanzen entfernt werden und gereiztes Gewebe beruhigt wird.

5 Die Augenreflexe (vierzehnmal, links und rechts) bewirken eine Spülung des Augengewebes, wodurch dieses beruhigt wird und reizende Stoffe entfernt werden.

6 Die Bauchspeicheldrüsenreflexe (vierzehnmal, links und rechts) veranlassen die Bauchspeicheldrüse zur Regulierung des Blutzuckerspiegels.

7. Die Arm- und Schulterreflexe (vierzehnmal, links und rechts) weisen diese Körperteile an, Muskelspannungen abzubauen.

8 Die Wirbelsäulenreflexe (vierzehnmal, links und rechts) weisen das Rückenmark an, Entspannungssignale in die umliegende Muskulatur zu senden.

KRAMPFADERN

(siehe auch Hämorrhoiden, Venenentzündung)

Erweiterte, geschwollene Venen, die meist dicht unter der Haut der Beine sichtbar sind, werden als Krampfadern bezeichnet. Krampfadern haben häufig ein knotiges Aussehen und führen in den Beinen zu Müdigkeit, Geschwürbildung, Krampfneigung und Schwellungen. Krampfadern sind vermutlich durch den aufrechten Gang des Menschen bedingt und werden durch langes Stehen oder Sitzen in einer bestimmten Haltung verschlimmert.

1. Der Herzreflex (vierzehnmal, nur links) stimuliert das Herz zu einer kräftigen Durchblutung des ganzen Körpers.

2. Die Nebennierenreflexe (vierzehnmal, links und rechts) regen die Nebennieren zur Freisetzung von Hormonen an, die den Muskeltonus des Herzens stimulieren, und zur Regelung des Blutdrucks durch Steuerung des Natrium- und Kaliumspiegels.

3. Die Reflexe der Hüfte und Beine (vierzehnmal, links und rechts) regen die Durchblutung der unteren Extremitäten an, damit sich keine Blutgerinnsel bilden und Schwellungen abgebaut werden.

LEBERLEIDEN

Die Unfähigkeit der Leber, ihre umfassenden Funktionen einwandfrei zu erfüllen, kann verschiedene Ursachen haben, u. a. Infektionen, Belastung mit Giftstoffen und Hindernissen in den Blutbahnen. Früherkennungszeichen für Störungen der Leberfunktionen sind Gelbsucht (Gelbverfärbung der Haut und der Augen wegen einer Anhäufung von Galle im Blut), Stuhlanomalien und, in schweren Fällen, Bluterbrechen.

HEPATITIS – Leberentzündungen haben eine Vielzahl von Ursachen, u. a Virus- und bakterielle Infektionen, nicht einwandfrei sterilisierte Spritzen und verunreinigte Bluttransfusionen sowie die Einwirkung von Giften wie Arsen, Alkohol, Giftpilzen und Kohlenstofftetrachlorid.

1. Der Milzreflex (vierzehnmal, nur links) regt die Milz zur Erfüllung ihrer Aufgaben bei der Filtrierung der Lymphe und der Bekämpfung von Infektionen an.
2. Der Leberreflex (vierzehnmal, nur rechts) regt an der Leber die Freisetzung von infektionswidrigen Antikörpern und eine verbesserte Durchblutung an, wodurch Giftstoffe ausgeschieden werden.
3. Der Gallenreflex (vierzehnmal, nur rechts) stimuliert die Gallenblase zur Regulierung der abgegebenen Gallenmenge.
4. Die Lymphsystemreflexe (vierzehnmal, links und rechts) regen den Lymphstrom an, damit Infektionen bekämpft werden und die Widerstandsfähigkeit des Körpers gesteigert wird.

ZIRRHOSE – Diese Degeneration der Leberzellen, die durch fibröses Narbengewebe ersetzt werden, führt zu einer Hemmung des Blutstroms in der Leber und zur Unterbrechung der lebenswichtigen Funktionen der Leber. Die Ursachen einer Leberzirrhose sind u. a. Gifte und Alkohol, Hepatitis, bestimmte kardiovaskuläre Erkrankungen oder schlechte Ernährung. Im Frühstadium kann die Zirrhose noch durch Medikamente und entsprechende Diät behandelt werden.

1. Die Schilddrüsen- und Nebenschilddrüsenreflexe (vierzehnmal, links und rechts) regen diese Drüsen zur Regulierung des Stoffwechsels an.
2. Der Leberreflex (vierzehnmal, nur rechts) stimuliert an der Leber eine bessere Durchblutung und die Heilung beschädigten Gewebes.
3. Der Gallenreflex (vierzehnmal, nur rechts) weist die Gallenblase zur Regulierung der Speicherung bzw. Freisetzung von Galle an.
4. Die Nierenreflexe (vierzehnmal, links und rechts) stimulieren die Nieren zur Ausscheidung von Giftstoffen aus dem Körper.

LUNGENLEIDEN

(siehe auch Asthma, Bronchitis)

Die Unfähigkeit der Lungen, ihre Atmungsaufgabe zu erfüllen, kann auf Infektionen, Entzündungen, Abszesse oder ein Emphysem zurückzuführen sein.

1. Die Sonnengeflecht- und Zwerchfellreflexe (vierzehnmal, links und rechts) stimulieren diese Körperbereiche zur Regulierung der Lungentätigkeit.
2. Die Lungenreflexe (vierzehnmal, links und rechts) weisen die Lungen zur Erfüllung ihrer Atmungsaufgaben und zur Heilung beschädigten Gewebes an.
3. Die Nebennierenreflexe (vierzehnmal, links und rechts) stimulieren die Nebennieren zur Ausschüttung von Hydrokortison, das entzündungswidrig wirkt, und von Epinephrin (Adrenalin), das verengte Luftwege erweitert.

MENSTRUATIONSBESCHWERDEN

(siehe auch Anämie; Rückenschmerzen – Rücken und Kreuzgegend)

Im Zusammenhang mit der Regelblutung der Frau können die verschieden-sten Beschwerden auftreten, u. a. prämenstruelles Syndrom, Menstruations-schmerzen, Wasserretention, Anschwellen der Brüste und Rücken-schmerzen.

KRÄMPFE – Krämpfe werden durch plötzliche Kontraktionen der Gebär-mutter und der umliegenden Unterleibs-, Rücken- und Hüftmuskulatur hervorgerufen. Zu den Ursachen von Menstruationskrämpfen gehören u. a. schlechte Ernährung, Kalziummangel, ein verengter oder geknickter Gebär-mutterhals, Streß und Erschöpfungszustände.

1. Die Sonnengeflecht- und Zwerchfellreflexe (vierzehnmal, links und rechts) stimu-lieren das Sonnengeflecht zur Regulierung der Anspannung, indem es Entspan-nungssignale an die Unterleibsmuskeln aussendet.
2 Die Schilddrüsen- und Nebenschilddrüsenreflexe (vierzehnmal, links und rechts) regen diese Drüsen an, den Kalziumspiegel auf dem Normalwert zu halten.
3. Die Wirbelsäulenreflexe (vierzehnmal, links und rechts) veranlassen die Wirbelsäu-le und das Rückenmark, die umliegenden Bereiche zu entspannen.
4 Die Gebärmutterreflexe (vierzehnmal, links und rechts) stimulieren die Gebärmut-ter zur Erhaltung der Elastizität und zur wirkungsvollen Durchführung der monatli-chen Reinigungsaufgaben.

PRÄMENSTRUELLES SYNDROM – Die Regelblutung kann mit vielen unangenehmen Begleiterscheinungen verbunden sein. Hierzu gehören u. a. Gewichtszunahme durch Flüssigkeitsretention, emotionelle Labilität und Depressionen. Das prämenstruelle Syndrom wird vermutlich durch die unausgewogene Absonderung von Hormonen wie z. B. Progesteron verur-sacht.

1. Die Hypophysenreflexe (vierzehnmal, links und rechts) regulieren die Tätigkeit der Hypophyse, deren Hormone alle hormonellen Funktionen des Körpers steuern.
2. Die Gehirnreflexe (vierzehnmal, links und rechts) stimulieren das Gehirn zur Durchführung seiner Regelaufgaben und zur Bekämpfung von emotionellem Streß.
3. Die Schilddrüsen- und Nebenschilddrüsenreflexe (vierzehnmal, links und rechts) stimulieren diese Drüsen zur Aufrechterhaltung eines Kalziumspiegels, der eine körperliche Gelassenheit ermöglicht.
4 Die Nebennierenreflexe (vierzehnmal, links und rechts) stimulieren diese Drüsen, dem Aufgetriebensein und den Schwellungen durch Freisetzung der entzündungs-widrigen Substanz Hydrokortison entgegenzuwirken.
5 Die Nierenreflexe (vierzehnmal, links und rechts) regen an den Nieren die Entfernung überschüssiger Flüssigkeiten aus dem Körper und die Regulierung des Wasserhaushalts im Gewebe an.

6. Die Reflexe der Eierstöcke (vierzehnmal, links und rechts) stimulieren die Eierstöcke zur Regelung der Ausschüttung von weiblichen Geschlechtshormonen, insbesondere Progesteron.
7. Die Gebärmutterreflexe (vierzehnmal, links und rechts) stärken die Gebärmutter und regen sie an, die Schleimhaut und das unbefruchtete Ei ohne Schwierigkeiten abzustoßen.

ÜBEREMPFINDLICHKEIT DER BRÜSTE – Dieser schmerzhafte Zustand, der mit Flüssigkeitsansammlungen und Anschwellung der Brüste verbunden ist, ist auf hormonelle Veränderungen zurückzuführen, die Teil des Menstruationszyklus sind.

1. Die Hypophysenreflexe (vierzehnmal, links und rechts) lösen an der Hypophyse die Absonderung von ACTH aus, einem Hormon, das die Ausschüttung von entzündungswidrigen Substanzen steuert.
2. Die Nebennierenreflexe (vierzehnmal, links und rechts) regen diese Drüsen an, auf die ACTH-Stimulation anzusprechen und Hydrokortison freizusetzen, das die Schwellung der Brüste abbaut.
3. Die Nierenreflexe (vierzehnmal, links und rechts) veranlassen die Nieren, den Wasserhaushalt des Körpers zu regeln, um die Anschwellung von Gewebe zu verhindern.
4. Die Brustreflexe (vierzehnmal, links und rechts) stimulieren an den Brüsten eine Verbesserung der Blut- und Lymphversorgung, wodurch Schlackenstoffe entfernt und Flüssigkeitsansammlungen beseitigt werden.
5 Die Reflexe der Eierstöcke (vierzehnmal, links und rechts) stimulieren die Eierstöcke zur Regulierung der Ausschüttung von weiblichen Geschlechtshormonen.

MIGRÄNE

Migräne ist eine schwere Form von Kopfschmerzen, die in der Regel nur eine Kopfhälfte befallen. Davor treten häufig Lichterscheinungen, ein Fleck oder ein Flackern in der Mitte des Gesichtsfeldes auf, und gelegentlich kommen Übelkeit und Schwindelgefühl hinzu. Die Ursachen der Migräne sind unbekannt, jedoch nimmt man an, daß hier Störungen in der Gehirndurchblutung zugrunde liegen. Auch Streß, Erschöpfungszustände, Störungen des hormonellen Gleichgewichts, Allergien und Herz-Kreislauf-Erkrankungen wie Bluthochdruck scheinen eine Rolle zu spielen.

1. Die Sonnengeflecht- und Zwerchfellreflexe (vierzehnmal, links und rechts) veranlassen das Sonnengeflecht zur Aussendung von Signalen, durch die Unruhezustände und Streß überwunden werden.
2. Die Hypophysenreflexe (vierzehnmal, links und rechts) stimulieren an diesen Drüsen die Ausschüttung von Hormonen, die die Funktionen aller anderen Hormondrüsen des Körpers regulieren.

3. Die Gehirnreflexe (vierzehnmal, links und rechts) stimulieren das Gehirn zur Regulierung organischer Funktionen und zur Bekämpfung von emotionellem Streß.
4. Der Herzreflex (vierzehnmal, nur links) stimuliert die Herztätigkeit, durch die das Blut durch den Körper gepumpt wird.
5. Die Nebennierenreflexe (vierzehnmal, links und rechts) beeinflussen den Blutdruck, indem sie die Nebennieren zur Regulierung des Natrium- und Kaliumspiegels anregen.
6. Die Nierenreflexe (vierzehnmal, links und rechts) fördern an den Nieren die Ausscheidung von Schlackenstoffen aus dem Blut und die Regulierung des Flüssigkeitshaushalts, der den Blutdruck beeinflußt.

MÜDIGKEIT

Chronische Müdigkeit kann durch Überarbeitung, schlechte Ernährung, Streß und Krankheit verursacht sein.

1. Die Gehirnreflexe (vierzehnmal, links und rechts) veranlassen das Gehirn zur Verbesserung der neurologischen Funktionen.
2. Die Lungenreflexe (vierzehnmal, links und rechts) weisen die Lungen an, den Sauerstoffspiegel im Blut zu erhöhen, wodurch das Körpergewebe belebt wird.
3. Der Herzreflex (vierzehnmal, nur links) regt das Herz an, sauerstoffreiches Blut von den Lungen zum Gehirn und zu anderen Organen zu pumpen.
4. Der Leberreflex (vierzehnmal, nur rechts) bewirkt an der Leber die Abgabe gespeicherter Nährstoffe in den Blutstrom.
5. Die Nebennierenreflexe (vierzehnmal, links und rechts) bewirken an diesen Drüsen die Ausschüttung von Epinephrin (Adrenalin), das der Müdigkeit entgegenwirkt und die Reaktionszeit verkürzt.

NEBENHÖHLENENTZÜNDUNGEN

Nebenhöhlenentzündungen treten an den Schleimhäuten auf, mit denen die Nebenhöhlen ausgekleidet sind. Häufig füllen sich dabei die Nebenhöhlen mit Eiter. Zu den Ursachen gehören u. a. Allergien, Schadstoffe in der Luft, starke Temperaturschwankungen und Infektionen der oberen Atemwege.

1. Die Hypophysenreflexe (vierzehnmal, links und rechts) stimulieren die Hypophyse zur Regulierung der Funktionen aller anderen Drüsen des Körpers.
2. Die Nebenhöhlenreflexe (vierzehnmal, links und rechts) regen die Nebenhöhlen an, sich von allen schädlichen Stoffen zu reinigen und die Infektion und Entzündung ihrer Schleimhäute zu bekämpfen.
3. Die Nebennierenreflexe (vierzehnmal, links und rechts) veranlassen diese Drüsen, Hydrokortison auszuschütten, das entzündungshemmend wirkt, sowie Epinephrin (Adrenalin), das verengte Atemwege öffnet.
4. Die Lymphsystemreflexe (vierzehnmal, links und rechts) regen das Lymphsystem an, die Ansammlung giftiger Schlackenstoffe im Körper zu verhindern und Antikörper zur Bekämpfung von Infektionen freizusetzen.

NIERENLEIDEN

(siehe auch Blasenleiden)

Wenn die Nieren nicht in der Lage sind, ihre Aufgaben bei der Ausscheidung von Schlackenstoffen und der Regulierung des Wasserhaushalts einwandfrei zu erfüllen, so kann dies verschiedene Ursachen haben, u. a. Streß, Infektionen und Bluthochdruck. Zu den häufigeren Nierenkrankheiten zählen Nephritis (Nierenentzündung), Pyelitis (Nierenbeckenentzündung), Nierensteine (feste Teilchen, die aus flüssigen Schlackenstoffen ausgefällt werden) und Urämie, das vollständige Versagen der Nieren.

INFEKTIONEN – Niereninfektionen können vielfältige Ursachen haben, u. a. die Anwesenheit von Bakterien und Giftstoffen im Blut. Unbehandelt führen Niereninfektionen zu Urämie und schließlich zum Tode.

1. Der Milzreflex (vierzehnmal, nur links) stimuliert die Milz zur Freisetzung von Antikörpern.
2. Die Nebennierenreflexe (vierzehnmal, links und rechts) veranlassen diese Drüsen, die Nieren zur Reinigung durch Regulierung des Flüssigkeitshaushalts anzuregen.
3. Die Nierenreflexe (vierzehnmal, links und rechts) stimulieren an den Nieren eine verbesserte Durchblutung und regen die Ausscheidungsprozesse an.
4. Die Reflexe der harnableitenden Wege (vierzehnmal, links und rechts) regen die Blase zur regelmäßigen Entleerung an, wobei auch Harnleiter und Harnröhre gespült werden.
5. Die Lymphsystemreflexe (vierzehnmal, links und rechts) stimulieren die Lymphdrüsen zur Absonderung von Antikörpern, die Infektionen bekämpfen.

NEPHRITIS – Nierentzündungen treten entweder akut (bei Scharlach oder anderen Streptokokken-Krankheiten) oder chronisch auf, wobei sie sich langsam entwickeln und z. B. durch Infektionen oder Reaktionen auf Arzneimittel ausgelöst werden.

1. Die Hypophysenreflexe (vierzehnmal, links und rechts) stimulieren die Hypophyse zur Absonderung von Hormonen, die die Menge des ausgeschiedenen Urins regeln.
2. Der Milzreflex (vierzehnmal, nur links) weist die Milz zur Freisetzung von infektionswidrigen Antikörpern an.
3. Die Nebennierenreflexe (vierzehnmal, links und rechts) bewirken an diesen Drüsen die Freisetzung von entzündungshemmendem Kortison.
4. Die Nierenreflexe (vierzehnmal, links und rechts) regen die Durchblutung und Reinigung der Nieren an.
5. Die Reflexe der harnableitenden Wege (vierzehnmal, links und rechts) veranlassen diese Wege zur regelmäßigen Ausscheidung von giftigen Schlackenstoffen aus dem Körper.
6. Die Lymphsystemreflexe (vierzehnmal, links und rechts) stimulieren an den Lymphdrüsen die Mobilisierung der erforderlichen infektionswidrigen Antikörper.

STEINE – Diese Teilchen werden aus den Flüssigkeiten ausgefällt, die die Nieren passieren. Die Zusammensetzung der Nierensteine schwankt, jedoch werden sie meist aus Kalziumsalzen oder kristallisierter überschüssiger Harnsäure gebildet. Nierensteine können heftige Schmerzen verursachen, vor allem wenn sie beim Verlassen des Körpers durch die Harnleiter oder die Harnröhre hindurchtreten. Sie können den Harnstrom blockieren, wodurch lebensgefährliche Komplikationen entstehen können.

1. Die Hypophysenreflexe (vierzehnmal, links und rechts) weisen diese Drüsen zur Ausschüttung von Hormonen an, von denen es abhängt, wieviel Harn ausgeschieden wird.
2. Die Schilddrüsen- und Nebenschilddrüsenreflexe (vierzehnmal, links und rechts) veranlassen diese Drüsen zur Regulierung des Kalzium- und Phosphorspiegels.
3. Der Milzreflex (vierzehnmal, nur links) weist die Milz zur Regulierung der Harnsäurebildung an.
4. Die Nebennierenreflexe (vierzehnmal, links und rechts) bewirken an den Nebennieren die Ausscheidung von entzündungswidrigen Substanzen und die Regelung des Natrium- und Kaliumspiegels.
5. Die Nierenreflexe (vierzehnmal, links und rechts) stimulieren die Filterfunktionen und die Reinigung der Nieren.
6. Die Reflexe der harnableitenden Wege (vierzehnmal, links und rechts) bewirken eine regelmäßige Entleerung der Blase, wobei Steine ausgeschieden werden.
7. Die Lymphsystemreflexe (vierzehnmal, links und rechts) regen die Lymphdrüsen zur Absonderung von Antikörpern an, die Infektionen entgegenwirken.

OHRENLEIDEN

Die Ohren sind durch die verschiedensten Krankheiten gefährdet. Das äußere Ohr ist anfällig für bakterielle und Pilzinfektionen sowie äußere Verletzungen, Verbrennungen, Erfrierungen und Trommelfellrisse durch direkte Gewalteinwirkung oder zu starke Luftdruckschwankungen, z. B. bei Explosionen. Mittelohrerkrankungen sind meist die Folge bakterieller oder Virusinfektionen der oberen Atemwege. Das Innenohr kann bei Allergien, Infektionen und Reaktionen auf bestimmte Medikamente in Mitleidenschaft gezogen werden. Innenohrerkrankungen können zu Schwindelgefühl, Übelkeit, Ohrgeräuschen und vorübergehender oder dauernder Taubheit führen.

INFEKTIONEN – Ohrinfektionen sind bei kleinen Kindern sehr häufig und entwickeln sich meist aus Infektionen der Atemwege. Andere Ursachen sind bakterielle oder Pilzinfektionen, die durch Wasser oder andere in das äußere Ohr eindringende Fremdkörper verursacht werden.

1. Die Ohrenreflexe (vierzehnmal, links und rechts) regen an den Ohren eine verbesserte Durchblutung an, wodurch infektiöse Substanzen entfernt werden.

2. Der Milzreflex (vierzehnmal, nur links) stimuliert die Milz zur Absonderung spezifischer Antikörper zur Bekämpfung von Infektionen.
3. Der Leberreflex (vierzehnmal, nur rechts) regt die Leber zur Durchführung ihrer Aufgaben bei der Filtrierung von Schlackenstoffen und der Bekämpfung von Infektionen an.
4. Die Lymphsystemreflexe (vierzehnmal, links und rechts) stimulieren das Lymphsystem zur Ausscheidung giftiger Schlackenstoffe und zur Freisetzung von Antikörpern, die Infektionen entgegenwirken.

OHRGERÄUSCHE – Die Herkunft klingelnder, pfeifender, sausender oder dröhnender Geräusche im Ohr ohne reale Ursache ist noch nicht vollständig geklärt. Mögliche Ursachen sind emotionelle Faktoren, die durch Reaktionen auf Arzneimittel entstehen, oder eine tatsächliche Beschädigung von Nerven im Ohr.

1. Die Sonnengeflecht- und Zwerchfellreflexe (vierzehnmal, links und rechts) stimulieren das Sonnengeflecht zur Aussendung von Signalen, die dem Körper helfen, Streßreaktionen und Unruhegefühle zu überwinden.
2. Die Nebenhöhlenreflexe (vierzehnmal, links und rechts) regen an den Nebenhöhlen die Ausscheidung angesammelter und unerwünschter Stoffe an.
3. Die Ohrenreflexe (vierzehnmal, links und rechts) verbessern die Durchblutung der Ohren und unterstützen dadurch die einwandfreie Funktion der Gehörnerven.

SCHWINDELGEFÜHL – Das Gefühl, daß man taumelt oder sich alles dreht, hängt meist mit einem Gleichgewichtsverlust zusammen. Schwindelgefühle können durch Infektionen des Innenohrs, plötzliche Bewegungen, Reaktionen auf bestimmte Arzneimittel und nervöse Störungen zurückzuführen sein, die die Bewegungen der Flüssigkeit in den Bogengängen des Innenohrs beeinflussen, die wiederum das Körpergleichgewicht steuert.

1. Die Gehirnreflexe (vierzehnmal, links und rechts) stimulieren am Gehirn die Aussendung von Signalen, die das Nervensystem und das Gleichgewicht des Körpers regulieren.
2. Die Nebenhöhlenreflexe (vierzehnmal, links und rechts) regen die Nebenhöhlen an, sich von unerwünschten Stoffen zu reinigen.
3. Die Ohrenreflexe (vierzehnmal, links und rechts) stimulieren die Ohren zu wirksamer Erfüllung ihrer Aufgaben bei der Regelung der Gleichgewichtsempfindung.
4. Die Augenreflexe (vierzehnmal, links und rechts) weisen die Augen zur einwandfreien Erfüllung ihrer Sehaufgaben an, um dem Auftreten von Schwindelgefühlen vorzubeugen.

TAUBHEIT UND SCHWERHÖRIGKEIT – Dauernde Gehörlosigkeit, die durch Erkrankungen und Verletzungen verursacht oder angeboren sein kann, ist unheilbar. Vorübergehende Schwerhörigkeit aufgrund einer Verstopfung durch Ohrenschmalz oder Fremdkörper, bei Reaktionen auf bestimmte Arzneimittel, Lärmeinwirkung oder starker emotioneller Belastung ist häufig heilbar und verschwindet gelegentlich wieder von selbst.

1. Die Sonnengeflecht- und Zwerchfellreflexe (vierzehnmal, links und rechts) regen das Sonnengeflecht zur Aussendung von Signalen an, die dem Körper helfen, sich zu entspannen und Unruhegefühle zu überwinden.
2. Die Ohrenreflexe (vierzehnmal, links und rechts) bewirken eine verbesserte Durchblutung der Ohren und eine Stimulierung der Gehörnerven.
3. Die Arm- und Schulterreflexe (vierzehnmal, links und rechts) weisen die Schultern und Arme zur Entspannung der Muskeln an, wodurch die Spannungen im oberen Rumpfbereich verringert werden.
4. Die Wirbelsäulenreflexe (vierzehnmal, links und rechts) bewirken im Rückenmark die Aussendung von Entspannungssignalen in die umliegenden Muskeln, insbesondere die Nackenmuskeln.

PROSTATALEIDEN

Die häufigsten Prostataleiden sind Prostatitis, die Entzündung der Prostata aufgrund von Infektionen wie z. B. Tripper, und die gutartige Vergrößerung, die vermutlich auf hormonelle Umstellungen zurückzuführen ist und bei Männern nach dem fünfzigsten Lebensjahr häufig auftritt. Prostatakrebs ist eine der häufigsten Malignitäten bei Männern über 65.

1. Die Hypophysenreflexe (vierzehnmal, links und rechts) stimulieren die Hypophyse zur Ausschüttung von Hormonen, die die Funktion aller anderen Hormondrüsen des Körpers regeln.
2. Die Wirbelsäulenreflexe (vierzehnmal, links und rechts) regen die Wirbelsäule an, die nervösen Reaktionen des Körpers auszugleichen und die Muskeln im Bereich der Wirbelsäule und der Lende zu entspannen.
3. Die Hodenreflexe (vierzehnmal, links und rechts) regen die Hoden zur Erfüllung ihrer Reproduktionsaufgaben und zur Ausschüttung von Testosteron an, dem Geschlechtshormon, das die männlichen Geschlechtsfunktionen steuert.
4. Die Lymphsystemreflexe (vierzehnmal, links und rechts) steigern die Aktivität der Lymphknoten bei der Bekämpfung von Infektionen.
5. Die Prostatareflexe (vierzehnmal, links und rechts) stimulieren die Prostata zur Bekämpfung von Infektionen und zur Absonderung der alkalischen Flüssigkeit, die für die Beweglichkeit und den Schutz der Spermien erforderlich ist.

REISEKRANKHEIT

(siehe Ohrleiden, Übelkeit)

RÜCKENSCHMERZEN

(siehe auch Arthritis, Menstruationsbeschwerden, Nierenleiden)

Rückenschmerzen gehören zu den häufigsten körperlichen Beschwerden. Sie können u. a. durch Verletzungen, Haltungsfehler, Muskelzerrungen, eingeklemmte Nerven oder Überanstrengung verursacht sein.

NACKEN – Nackenschmerzen sind häufig auf Überanstrengung zurückzuführen, wenn der Kopf z. B. bei Schreibtischtätigkeit ständig in einer unnatürlichen Stellung gehalten wird, oder auf Verletzungen wie den Peitschenschlageffekt bei Auffahrunfällen.

1. Die Reflexe des Sonnengeflechts und des Zwerchfells (vierzehnmal, links und rechts) sorgen für gleichmäßige Atmung und regen den Körper durch die Stimulierung des Sonnengeflechts und des Zwerchfells zur Lockerung gespannter Muskeln an.
2. Die Arm- und Schulterreflexe (vierzehnmal, links und rechts) stimulieren Schultern, Ellbogen, Handgelenk und andere Gelenke durch Steigerung der Durchblutung und Entspannung der umliegenden Muskeln.
3. Die Wirbelsäulenreflexe (vierzehnmal, links und rechts) bewirken an der Wirbelsäule eine Steigerung der Beweglichkeit und im Rückenmark eine Verbesserung der Nervenreflexe.

RÜCKEN UND KREUZGEGEND – Rücken- und Kreuzschmerzen sind meist auf Verletzungen, Haltungsfehler, langes Stehen oder Sitzen, Verspannungen und falsches Heben zurückzuführen. Bei Frauen sind Rückenschmerzen häufig durch Schwangerschaft oder Menstruation, bei Männern durch Prostataleiden bedingt.

1. Die Reflexe des Sonnengeflechts und des Zwerchfells (vierzehnmal, links und rechts) veranlassen Zwerchfell und Sonnengeflecht zur Herstellung einer regelmäßigen Atmung und unterstützen den Abbau von Verspannungen im Unterleib.
2. Die Nierenreflexe (vierzehnmal, links und rechts) stimulieren die Nieren zur Regulierung ihrer Ausscheidungsfunktion, wodurch der Druck auf die Kreuzgegend verringert wird.
3. Die Wirbelsäulenreflexe (vierzehnmal, links und rechts) regen eine Flexibilisierung der Wirbelsäule und einen Abbau der Spannungen in der Kreuzgegend durch Lockerung der dort befindlichen Muskeln an.
4. Die Reflexe der Hüften und Beine (vierzehnmal, links und rechts) stimulieren die unteren Extremitäten, tonisieren die dort befindlichen Muskeln und steigern die Durchblutung der Gelenke.
5. Die Reflexe des Ischiasnervs (vierzehnmal, links und rechts) beruhigen die Nerven derjenigen Muskeln, die beim Gehen und Stehen beansprucht werden.

SCHLAFLOSIGKEIT

(siehe auch Streß)

Schlaflosigkeit ist auf unterschiedliche Ursachen zurückzuführen, u. a. emotionellen Streß, Aufregung, Bluthochdruck und eine Reihe von Erkrankungen oder neurologischen Störungen.

1. Die Sonnengeflecht- und Zwerchfellreflexe (vierzehnmal, links und rechts) weisen das Sonnengeflecht zur Aussendung von Signalen an, die dem Körper helfen, sich zu entspannen, Angstreaktionen zu bekämpfen und Unruhegefühle zu überwinden.
2. Die Gehirnreflexe (vierzehnmal, links und rechts) stimulieren das Gehirn zur Regulierung der Funktionen des Hypothalamus, der die Schlaffunktion steuert.
3. Die Schilddrüsen- und Nebenschilddrüsenreflexe (vierzehnmal, links und rechts) stimulieren diese Drüsen zur Regulierung des Kalziumspiegels, damit die Muskeln entspannt bleiben.
4. Die Wirbelsäulenreflexe (vierzehnmal, links und rechts) bewirken an der Wirbelsäule eine Dämpfung der nervösen Reaktionen des Körpers und eine Entspannung der Muskeln im Bereich der Wirbelsäule.

SCHWANGERSCHAFT

(siehe Blasenleiden – Inkontinenz; Frauenleiden, Menstruationsbeschwerden, Rückenschmerzen, Sterilität)

SCHWINDELGEFÜHL

(siehe Bluthochdruck, Ohrenleiden, Übelkeit)

SODBRENNEN

(siehe auch Verdauungsstörungen)

Eine brennende Empfindung im Magen und in der unteren Speiseröhre wird als Sodbrennen bezeichnet. Es tritt auf, wenn der Magenmund nicht vollständig schließt oder sich zufällig öffnet. Dadurch können Magensäfte wie z. B. Salzsäure in die Speiseröhre eindringen und deren Schleimhäute reizen. Begünstigt wird Sodbrennen durch hastiges oder zu reichliches Essen.

1. Die Sonnengeflecht- und Zwerchfellreflexe (vierzehnmal, links und rechts) regen das Sonnengeflecht zur Regulierung der Funktionen aller Unterleibsorgane an.
2. Die Magenreflexe (vierzehnmal, links und rechts) stimulieren den Magen zur wirksamen Erfüllung seiner Aufgaben und kräftigen die Funktionen seiner Schließmuskeln.

STERILITÄT

Sterilität ist der Zustand der Unfruchtbarkeit bei Mann und Frau. Die Ursachen sind vielfältiger Natur und umfassen u. a. Verschlüsse der Eileiter oder Samenleiter (die häufig operativ beseitigt werden), zu geringe Spermienzahl, hormonelle Störungen und emotionellen Streß.

1. Die Sonnengeflecht- und Zwerchfellreflexe (vierzehnmal, links und rechts) regen das Sonnengeflecht an, zur Bekämpfung von Streß beruhigende und entspannende Signale in den Körper auszusenden.
2. Die Hypophysenreflexe (vierzehnmal, links und rechts) stimulieren diese Drüse zur Absonderung von Hormonen, die die Funktionen aller anderen Hormondrüsen ins Gleichgewicht bringen.
3. Die Reflexe der Eierstöcke und Hoden (vierzehnmal, links und rechts) fördern an diesen Drüsen die Bildung von Geschlechtshormonen und Keimzellen.
4. Die Reflexe der Gebärmutter und Prostata (vierzehnmal, links und rechts) fördern die Gesundheit dieser Organe, indem sie ihre Durchblutung verbessern und ihre Schutzfunktionen für Spermien und Eier kräftigen.

STRESS

Streß ist ein Zustand der Spannung, der sich in Angstgefühlen oder Depressionen äußert. Er wird u. a. verursacht durch den Verlust eines Angehörigen, Umzug, Arbeitsplatzwechsel, finanzielle Schwierigkeiten und Scheidung.

1. Die Sonnengeflecht- und Zwerchfellreflexe (vierzehnmal, links und rechts) veranlassen das Sonnengeflecht, Entspannungssignale an die Unterleibsmuskeln und -organe zu senden.
2. Die Hypophysenreflexe (vierzehnmal, links und rechts) veranlassen die Drüsen, im Körper ein hormonelles Gleichgewicht herzustellen, wodurch sich ein Gefühl der Beruhigung einstellt.
3. Die Schilddrüsen- und Nebenschilddrüsenreflexe (vierzehnmal, links und rechts) weisen diese Drüsen an, die Muskelspannung ins Gleichgewicht zu bringen, wodurch sich der Körper insgesamt entspannt.
4. Die Lungenreflexe (vierzehnmal, links und rechts) regen die Lungen an, den Sauerstoffspiegel zu erhöhen, wodurch der Stoffwechsel angeregt wird, der den Körper erneuert und nährt.
5. Die Nierenreflexe (vierzehnmal, links und rechts) bewirken an den Nieren eine Harmonisierung des Flüssigkeitshaushalts, der den Blutdruck beeinflußt, sowie die Ausscheidung giftiger Schlackenstoffe aus dem Körper.
6. Die Wirbelsäulenreflexe (vierzehnmal, links und rechts) weisen das Rückenmark an, Entspannungssignale in die Muskeln um die Wirbelsäule zu senden.

ÜBELKEIT

(siehe auch Ohrenleiden, Verdauungsstörungen)

Übelkeit ist eine unangenehme Empfindung, die häufig vor dem Erbrechen besteht. Übelkeit kann zahllose Ursachen haben, u. a. Verdauuungsstörungen, Streß, Gleichgewichtsstörungen, sowie Infektionskrankheiten wie z. B. Grippe.

1. Die Sonnengeflecht- und Zwerchfellreflexe (vierzehnmal, links und rechts) weisen das Sonnengeflecht zur Aussendung von Signalen an, die dem Körper helfen, Streß zu bekämpfen, und veranlassen das Zwerchfell, die Atmung zu vertiefen, wodurch der Sauerstoffspiegel des Körpers steigt.
2. Die Gehirnreflexe (vierzehnmal, links und rechts) stimulieren das Gehirn zur Kontrolle des Gleichgewichts und zur Bekämpfung von emotionellem Streß.
3. Die Ohrenreflexe (vierzehnmal, links und rechts) regen die Ohren an, durch Regulierung der Flüssigkeiten in den Bogengängen das Gleichgewicht des Körpers zu steuern.
4. Die Magenreflexe (vierzehnmal, links und rechts) veranlassen den Magen, sich zu entspannen und seine Verdauungstätigkeit zu normalisieren.
5. Die Eingeweidereflexe (vierzehnmal, links und rechts) stimulieren Dünn- und Dickdarm zu regelmäßigen Kontraktionen, um einen Stillstand der Speisen und eine Rückresorption von Schlackenstoffen zu vermeiden.

VENENENTZÜNDUNG

Venenentzündungen treten hauptsächlich am Unterschenkel auf. Die Ursache ist meist ein Blutpfropf, der sich durch einen verlangsamten Blutstrom oder verletzungsbedingt gebildet hat.

1. Der Herzreflex (vierzehnmal, nur links) stimuliert das Herz, damit es das Blut kraftvoll durch den ganzen Körper pumpt.
2. Der Leberreflex (vierzehnmal, nur rechts) bewirkt an der Leber eine Regulierung der Blutgerinnungsfunktionen im Körper.
3. Die Nebennierenreflexe (vierzehnmal, links und rechts) stimulieren an den Nebennieren die Ausschüttung von Hormonen, die den Muskeltonus des Herzens steigern und Entzündungen hemmen.

VERDAUUNGSSTÖRUNGEN

(siehe auch Sodbrennen, Übelkeit)

Als Verdauungsstörungen bezeichnet man allgemein Unterleibsbeschwerden während oder kurz nach dem Essen. Sie werden häufig hervorgerufen durch Streß, Depressionen oder Funktionsstörungen eines oder mehrerer Verdauungsorgane.

1. Die Sonnengeflecht- oder Zwerchfellreflexe (vierzehnmal, links und rechts) weisen das Sonnengeflecht an, an die Nerven und Organe des Unterleibs Entspannungssignale zu senden.
2. Die Magenreflexe (vierzehnmal, links und rechts) regen den Magen zur wirksamen Durchmischung des Speisebreis an.
3. Die Bauchspeicheldrüsenreflexe (vierzehnaml, links und rechts) stimulieren an der Bauchspeicheldrüse die Ausschüttung von Verdauungssäften, die die Speisen vollständig abbauen.
4. Der Leberreflex (vierzehnmal, nur rechts) weist die Leber an, die Nährstoffe zu verarbeiten sowie Schlacken und Reizstoffe auszuscheiden.
5. Der Gallenreflex (vierzehnmal, nur rechts) weist die Gallenblase an, die gespeicherte Galle abzusondern, die Fette in kleine Tröpfchen zerlegt und als mildes Abführmittel wirkt.
6. Die Eingeweidereflexe (vierzehnmal, links und rechts) stimulieren die Eingeweide zur Regulierung ihrer Verdauungs- und Ausscheidungsaufgaben.

VERGESSLICHKEIT

Gedächtnislücken entstehen meist durch Streß, mangelnde Aufmerksamkeit oder Erschöpfung.

1. Die Sonnengeflecht- und Zwerchfellreflexe (vierzehnmal, links und rechts) veranlassen das Sonnengeflecht, durch Entspannung der Unterleibsmuskeln Gelassenheit herbeizuführen.
2. Die Hypophysenreflexe (vierzehnmal, links und rechts) stimulieren diese Drüse zur Ausschüttung der Hormone, die die Arbeit aller anderen Drüsen des Körpers steuern.
3. Die Gehirnreflexe (vierzehnmal, links und rechts) stimulieren die neurologischen Funktionen des Gehirns.
4. Die Schilddrüsen- und Nebenschilddrüsenreflexe (vierzehnmal, links und rechts) weisen diese Drüsen an, die Muskelspannung und den Stoffwechsel zu regulieren.
5. Die Nebennierenreflexe (vierzehnmal, links und rechts) stimulieren an diesen Drüsen die Ausschüttung von Epinephrin (Adrenalin), das die Aufmerksamkeit steigert.

VERSTOPFUNG

(siehe auch Flatulenz, Verdauungsstörungen)

Probleme mit der regelmäßigen Stuhlentleerung bezeichnet man als Verstopfung. Sie ist häufig begleitet von Blähungen und Unterleibsbeschwerden. Die Ursachen sind Ernährungsfehler, Streß, das Fehlen geeigneter Toiletten oder Flüssigkeitsentzug.

1. Die Sonnengeflecht- und Zwerchfellreflexe (vierzehnmal, links und rechts) stimulieren das Sonnengeflecht zur Aussendung von Stoffwechselsignalen an die Unterleibsorgane.

2 Die Magenreflexe (vierzehnmal, links und rechts) weisen den Magen an, den Speisebrei kräftig zu durchmischen.

3 Die Bauchspeicheldrüsenreflexe (vierzehnmal, links und rechts) bewirken an der Bauchspeicheldrüse die Absonderung wichtiger Verdauungssäfte.

4. Der Leberreflex (vierzehnmal, nur rechts) weist die Leber an, Galle abzusondern, die eine einwandfreie Verdauung unterstützt.

5 Der Gallenreflex (vierzehnmal, nur rechts) stimuliert die Gallenblase zur Absonderung von Galle in die Eingeweide, die als mildes Abführmittel wirkt.

6. Die Nebennierenreflexe (vierzehnmal, links und rechts) stimulieren die Drüsen zur Ausschüttung von Hormonen, die den Muskeltonus der Verdauungsorgane erhöhen.

7 Die Eingeweidereflexe (vierzehnmal, links und rechts) veranlassen Dünn- und Dickdarm zu regelmäßigen Kontraktionen, durch die Schlackenstoffe ausgeschieden werden.

WADENKRÄMPFE

Dieser schmerzhafte Zustand entsteht durch plötzliche und unwillkürliche Zusammenziehung der Wadenmuskulatur. Die Ursachen sind u. a. Mangelernährung, Ermüdung, Überbeanspruchung oder beengende Kleidung.

1. Die Schilddrüsen- und Nebenschilddrüsenreflexe (vierzehnmal, links und rechts) stimulieren diese Drüsen zur Regulierung der Muskelspannung.

2. Die Reflexe der Hüften und Beine (vierzehnmal, links und rechts) bewirken in diesen Bereichen eine verbesserte Durchblutung und die Entspannung der Muskeln.

3 Die Ischiasnervenreflexe (vierzehnmal, links und recht) weisen den Ischiasnerv an, Entspannungssignale in die Muskeln der unteren Extremitäten zu senden.

WECHSELJAHRE

Die Wechseljahre sind derjenige Zeitraum im Leben einer Frau, in dem ihre Regelblutung seltener wird und schließlich aufhört, womit ihre Fortpflanzungsfähigkeit erlischt. Während der Wechseljahre verlangsamen bzw. beenden die Eierstöcke ihre Östrogenproduktion. Zu den Problemen, die während der Wechseljahre eintreten, gehören u. a. Hitzewallungen, plötzlicher Gewichtsverlust bzw. Gewichtszunahme, Schlaflosigkeit, Herzklopfen und der Verlust von Knochenkalzium aufgrund hormoneller Veränderungen.

1. Die Hypophysenreflexe (vierzehnmal, links und rechts) stimulieren die Hypophyse zur Regulierung aller Drüsenfunktionen des Körpers.

2. Die Gehirnreflexe (vierzehnmal, links und rechts) weisen das Gehirn an, die physischen und psychischen Reaktionen des Körpers zu regeln.

3. Die Schilddrüsen- und Nebenschilddrüsenreflexe (vierzehnmal, links und rechts) stimulieren an diesen Drüsen die Regulierung des Kalzium- und Phophorspiegels im Körper, um den Verlust von Knochenkalzium zu verhüten.
4. Die Reflexe der Eierstöcke (vierzehnmal, links und rechts) weisen die Eierstöcke an, die Östrogenausschüttung zu regulieren, um dem Verlust von Knochenkalzium und vielen der unangenehmen Folgen der Wechseljahre entgegenzuwirken.
5. Die Gebärmutterreflexe (vierzehnmal, links und rechts) regen die Gebärmutter an, ihre Gesundheit und Flexibilität zu erhalten, auch wenn sie keine Fortpflanzungsaufgaben mehr erfüllen muß.

REFLEXZONEN-
KARTEN

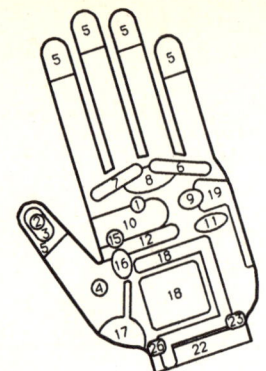

Linke Hand

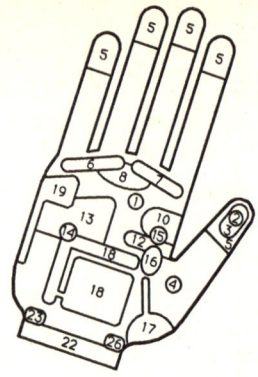

Rechte Hand

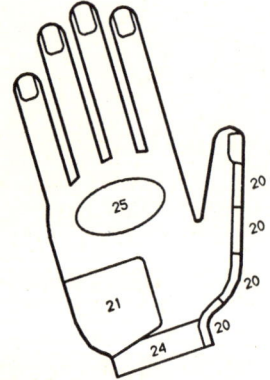

Linke Hand

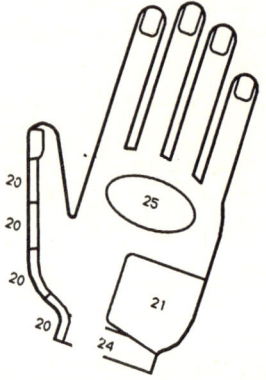

Rechte Hand

Reflexzonen – Hände

Reflexzonen – Hände

1. Sonnengeflecht- und Zwerchfellreflexe (beide Hände).
2. Hypophysenreflexe (beide Hände).
3. Gehirnreflexe (beide Hände).
4. Schilddrüsen- und Nebenschilddrüsenreflexe (beide Hände).
5. Nebenhöhlenreflexe (beide Hände).
6. Ohrenreflexe (beide Hände).
7. Augenreflexe (beide Hände).
8. Lungenreflexe (beide Hände).
9. Herzreflex (nur linke Hand).
10. Magenreflexe (beide Hände).
11. Milzreflex (nur linke Hand).
12. Bauchspeicheldrüsenreflexe (beide Hände)
13. Leberreflex (nur rechte Hand).
14. Gallenreflex (nur rechte Hand).
15. Nebennierenreflexe (beide Hände).
16. Nierenreflexe (beide Hände).
17. Reflexe der harnableitenden Wege (beide Hände)
18. Eingeweidereflexe (beide Hände).
19. Arm- und Schulterreflexe (beide Hände).
20. Wirbelsäulenreflexe (beide Hände).
21. Reflexe der Hüften und Beine (beide Hände).
22. Ischiasreflexe (beide Hände).
23. Reflexe der Eierstöcke bzw. Hoden (beide Hände).
24. Lymphsystemreflexe (beide Hände).
25. Brustreflexe (beide Hände).
26. Gebärmutter- bzw. Prostatareflexe (beide Hände).

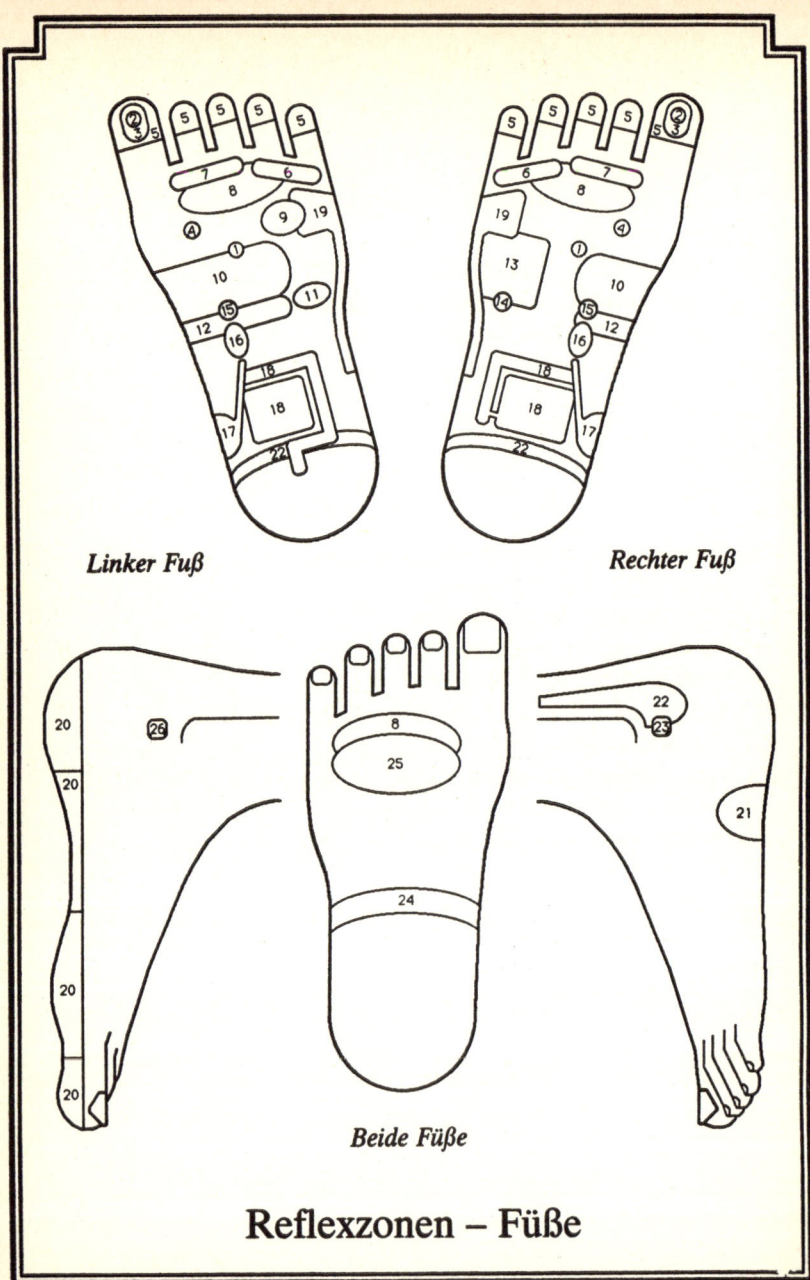

Linker Fuß

Rechter Fuß

Beide Füße

Reflexzonen – Füße

Reflexzonen – Füße

1. Sonnengeflecht- und Zwerchfellreflexe (beide Füße).
2. Hypophysenreflexe (beide Füße).
3. Gehirnreflexe (beide Füße).
4. Schilddrüsen- und Nebenschilddrüsenreflexe (beide Füße).
5. Nebenhöhlenreflexe (beide Füße).
6. Ohrenreflexe (beide Füße).
7. Augenreflexe (beide Füße).
8. Lungenreflexe (beide Füße).
9. Herzreflex (nur linker Fuß).
10. Magenreflexe (beide Füße).
11. Milzreflex (nur linker Fuß).
12. Bauchspeicheldrüsenreflexe (beide Füße).
13. Leberreflex (nur rechter Fuß).
14. Gallenreflex (nur rechter Fuß).
15. Nebennierenreflexe (beide Füße).
16. Nierenreflexe (beide Füße).
17. Reflexe der harnableitenden Wege (beide Füße).
18. Eingeweidereflexe (beide Füße).
19. Arm- und Schulterreflexe (beide Füße).
20. Wirbelsäulenreflexe (beide Füße).
21. Reflexe der Hüften und Beine (beide Füße).
22. Ischiasreflexe (beide Füße).
23. Reflexe der Eierstöcke bzw. Hoden (beide Füße).
24. Lymphsystemreflexe (beide Füße).
25. Brustreflexe (beide Füße).
26. Gebärmutter- bzw. Prostatareflexe (beide Füße).

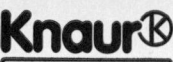

Praxis Leben Lernen

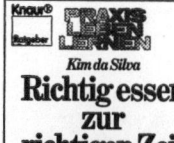

Kim da Silva
Richtig essen zur richtigen Zeit
Ernährung und Kinesiologie

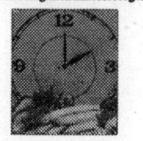

(6014)

Machaelle Small Wright
Die Perelandra-Blütenessenzen

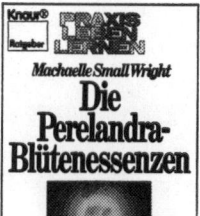

(6015)

Kim da Silva
Gesundheit in unseren Händen
Mudras – die Kommunikation mit unserer Lebenskraft durch Anregung der Finger-Reflexionen

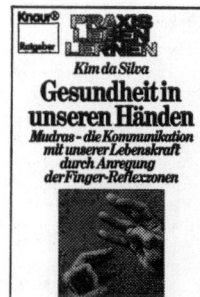

(6018)

Roman Kess
Mit den Sternen zur richtigen Therapie
Ein astrologischer Therapie-Ratgeber

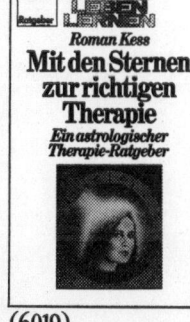

(6019)

David Eisenberg
Thomas Lee Wright
Chinesische Medizin
Begegnung mit QI
Ein Erfahrungsbericht

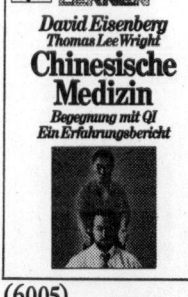

(6005)

Brigitte Gillessen
Blockaden sanft lösen
Die Kunst der Hara-Massage

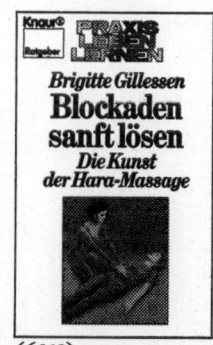

(6013)

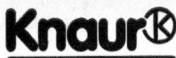

Träume
als Wegweiser

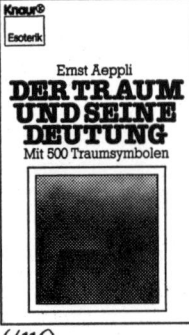

Ernst Aeppli
DER TRAUM UND SEINE DEUTUNG
Mit 500 Traumsymbolen

(4116)

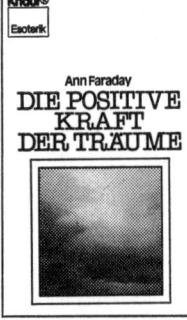

Ann Faraday
DIE POSITIVE KRAFT DER TRÄUME

(4119)

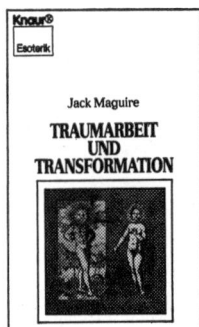

Jack Maguire
TRAUMARBEIT UND TRANSFORMATION

(4242)

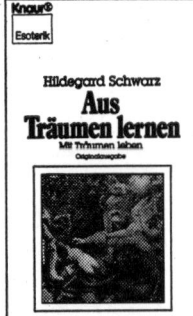

Hildegard Schwarz
Aus Träumen lernen
Mit Träumen leben
Gesamtausgabe

(4170)

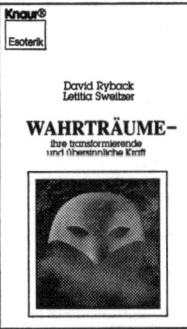

David Ryback
Letitia Sweitzer
WAHRTRÄUME –
ihre transformierende
und übersinnliche Kraft

(4222)

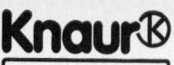

Alternativ Heilen

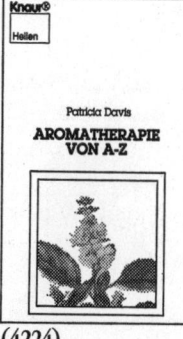

(4224)

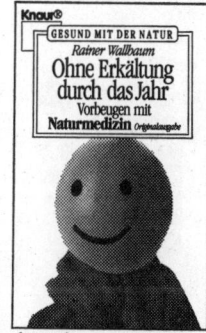

(7798)

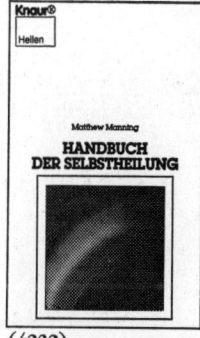

(4232)

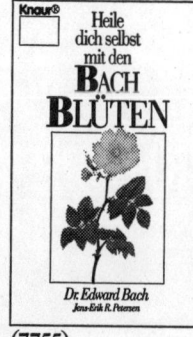

(7755)

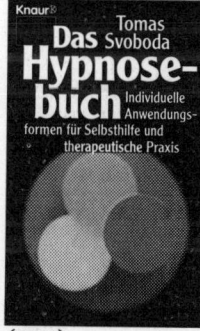

(7752)

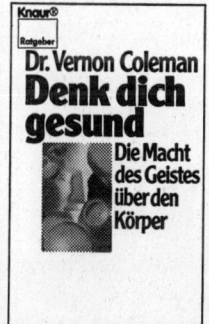

(7844)

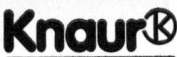

Gesundheit!

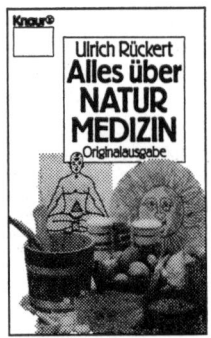

(7749)

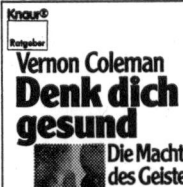

(7844)

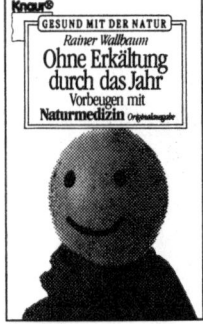

(7798)

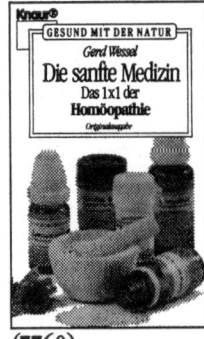

(7760)

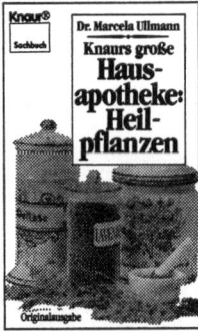

(7732)

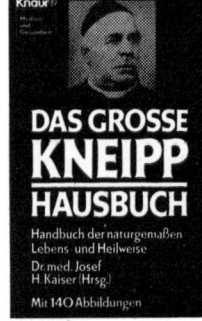

(4306)

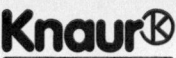

Rat und Tat

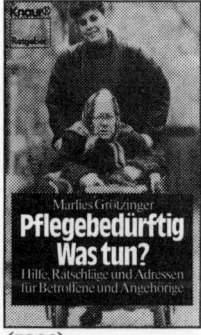

(7883)

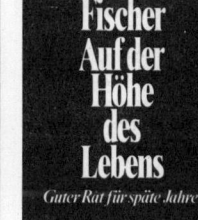

(7666)

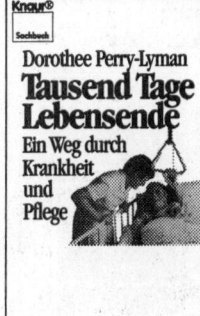

(4009)

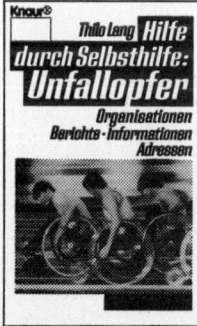

(7830)

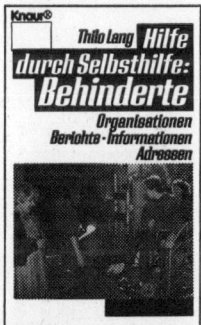

(7831)

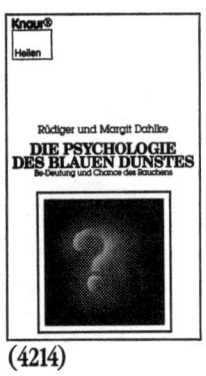
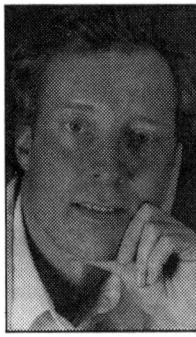
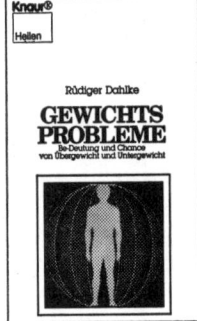
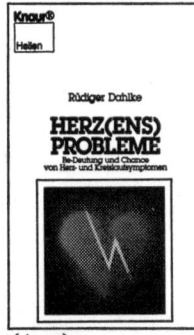
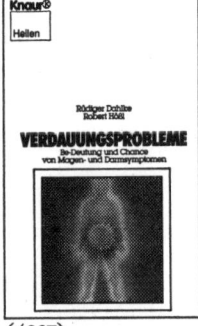